名医が答える!

不眠 睡眠障害 治療大全

東京医科大学睡眠学講座教授
医療法人社団絹和会　睡眠総合ケアクリニック代々木理事長
井上雄一　監修

講談社

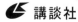

はじめに

人は、1日の3分の1近くを眠ってすごしています。人によって睡眠時間はさまざまですが、1日のうちの決して少なくない時間を私たちは眠りに割りあてているのです。

ではなぜ、人は眠るのでしょう？　それは、睡眠にはこころとからだの疲れを癒やし、健康を維持する役割があるからです。睡眠不足は集中力や判断力、作業効率の低下、さらには事故発生のリスクなどに関係し、さらには肥満や高血圧、糖尿病といった生活習慣病や、うつ病などのこころの病気を引き起こす重大な要因になることがあります。

しかし、毎朝スッキリと気持ちよく目覚め、夜もぐっすり眠れている人ばかりではありません。日本人は、その人口の約3割が眠りに関してなにかしらの不満をもっており、約1割は病気、つまりなんらかの睡眠障害をもっていると考えられています。

眠りに関する悩みは年齢やライフスタイルによってさまざまです。若い世代では夜更かしや不規則な生活習慣による睡眠・覚醒のリズムの乱れが多く、働き盛りの中年世代では慢性的な寝不足に加えて、寝つきの悪さ、夜中に何度も目が覚めるといった悩みが増えてきます。高齢者では加齢にともなう変化によって、生理的に睡眠時間が短くなり、早朝に目が覚める人も増えてきます。さらに、現代の24時間社会では夜勤などの交代制勤務による昼夜逆転のシフトが睡眠に影響しているケースも少なくありません。

こうした眠りに関する悩みを甘く見てはいけません。〝寝不足くらい〟とか〝気合でがんばれ〟などと切り捨てる人もいますが、それは大きな間違いです。睡眠不足によって重大な病気を招くことがあるだけでなく、ぐっすり眠れない背景には危険な病気が潜んでいることもあるからです。また、治療に用いられる睡眠薬に関する誤解も多く、そのことが適切な治療を阻む理由になっていることも見過ごせません。

そこで本書ではQ＆A方式で睡眠に関するさまざまな悩みや疑問にお答えしながら、睡眠の重要性と、眠りの質・量を改善する方法を解説しています。不安や誤解をひとつずつ解消し、よりよい眠りを得るための手助けになれば幸いです。

東京医科大学睡眠学講座教授／医療法人社団絹和会 睡眠総合ケアクリニック代々木理事長
井上雄一

名医が答える！
不眠　睡眠障害　治療大全　もくじ

1 不眠にはさまざまなパターンがある

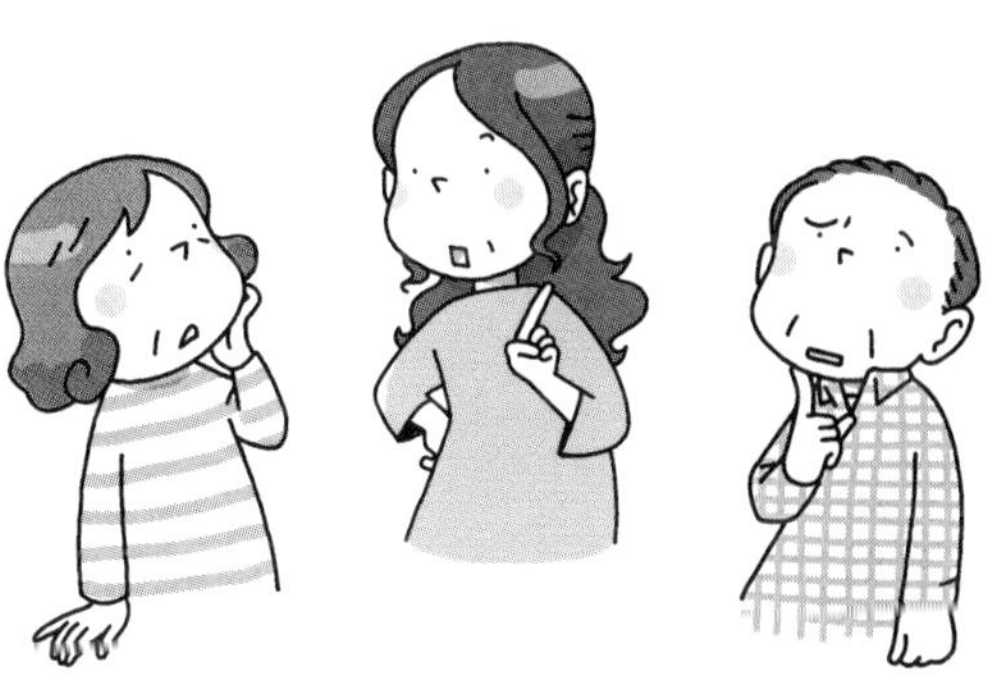

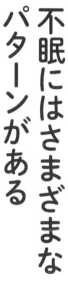

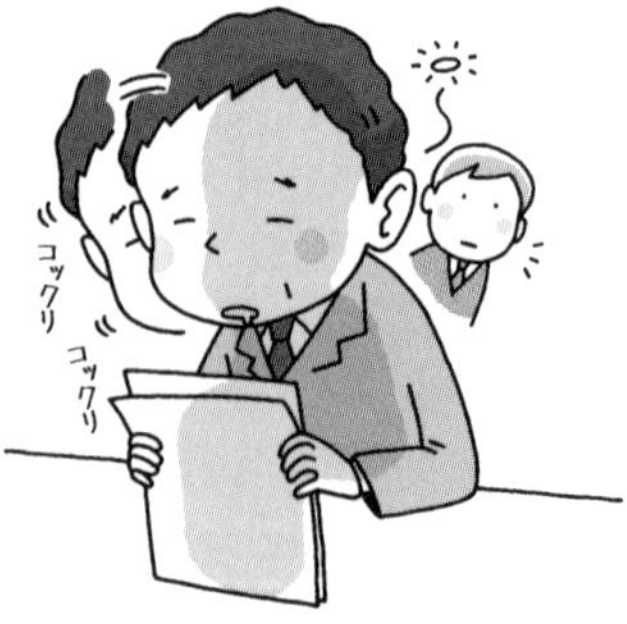
コックリ
コックリ

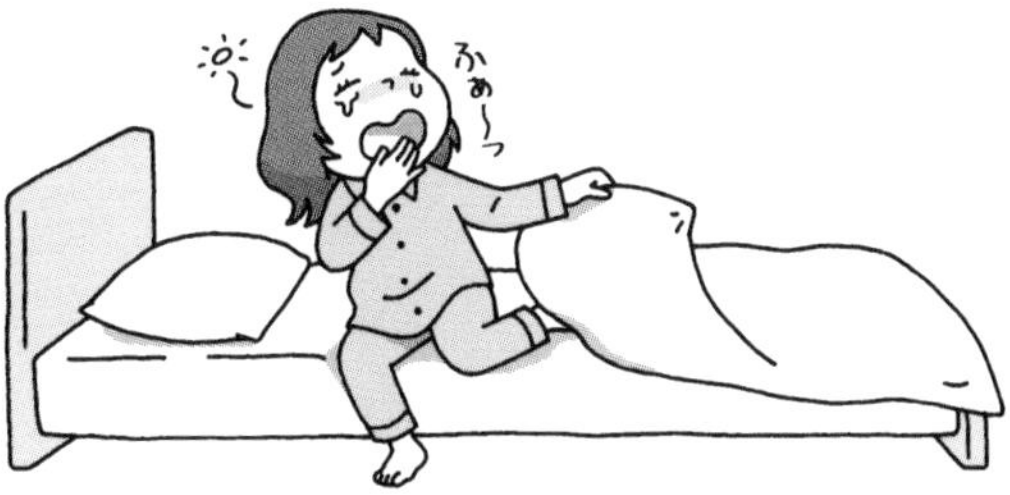

2 睡眠のメカニズムを知っておく

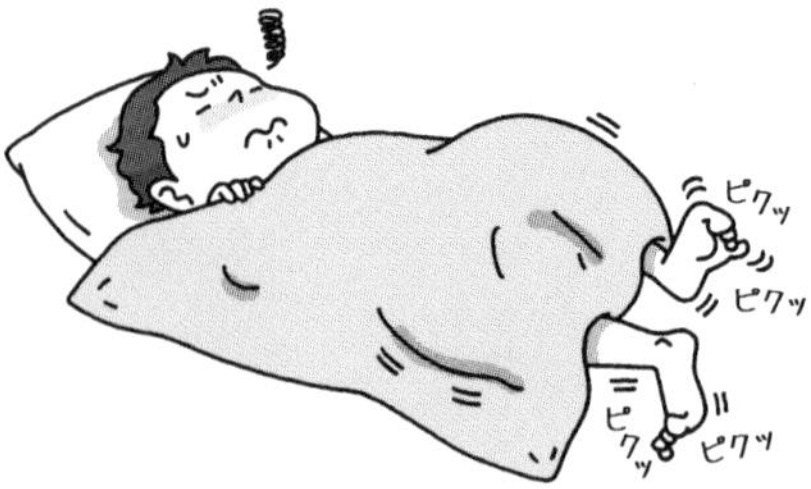

3 睡眠障害ってなに？

4 睡眠障害の治療法

5 生活習慣を改善して睡眠の悩みを解消する

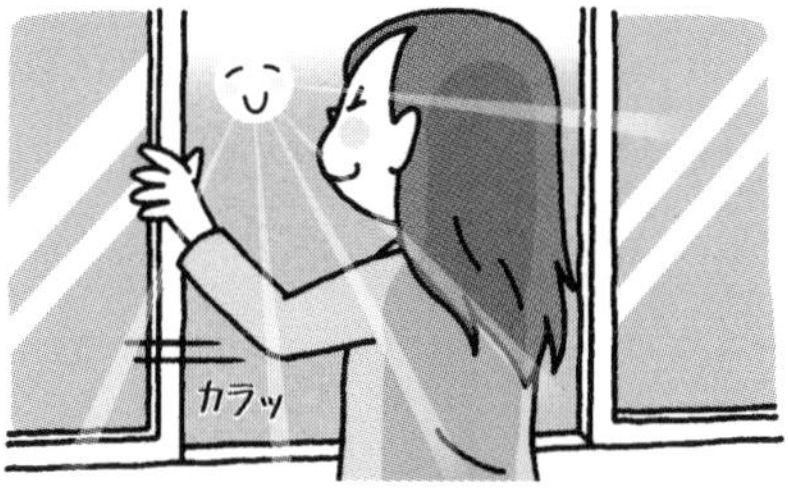
カラッ

睡眠のウワサ
ウソ？　ホント？

世の中には、睡眠にまつわるウワサが多く出回っています。本当のこともあれば、そうでないことも。まずは、ウワサの数々が本当かどうかを見てみましょう。

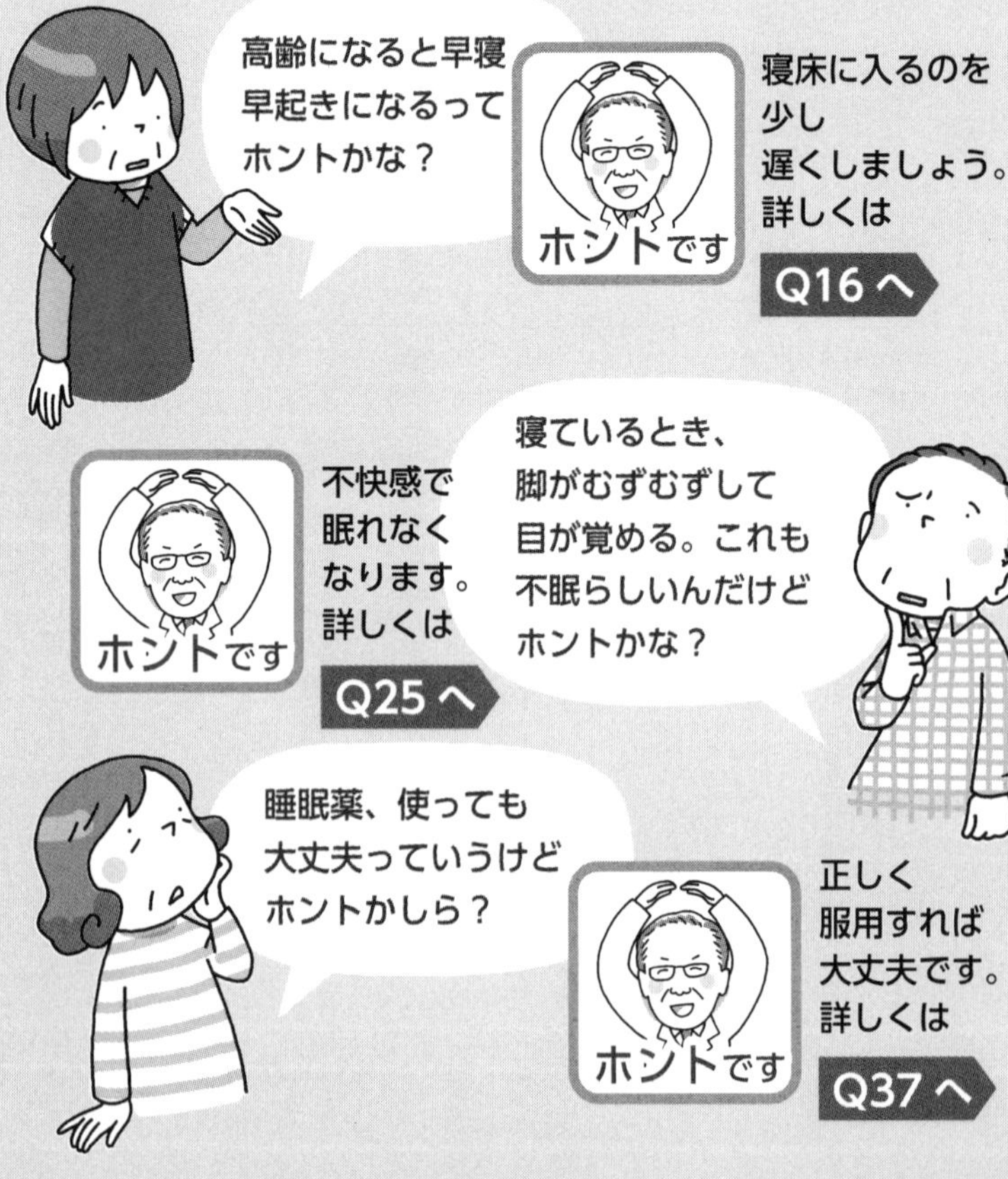

高齢になると早寝早起きになるってホントかな？
ホントです
寝床に入るのを少し遅くしましょう。詳しくは
Q16 へ
寝ているとき、脚がむずむずして目が覚める。これも不眠らしいんだけどホントかな？
ホントです
不快感で眠れなくなります。詳しくは
Q25 へ
睡眠薬、使っても大丈夫っていうけどホントかしら？
ホントです
正しく服用すれば大丈夫です。詳しくは
Q37 へ

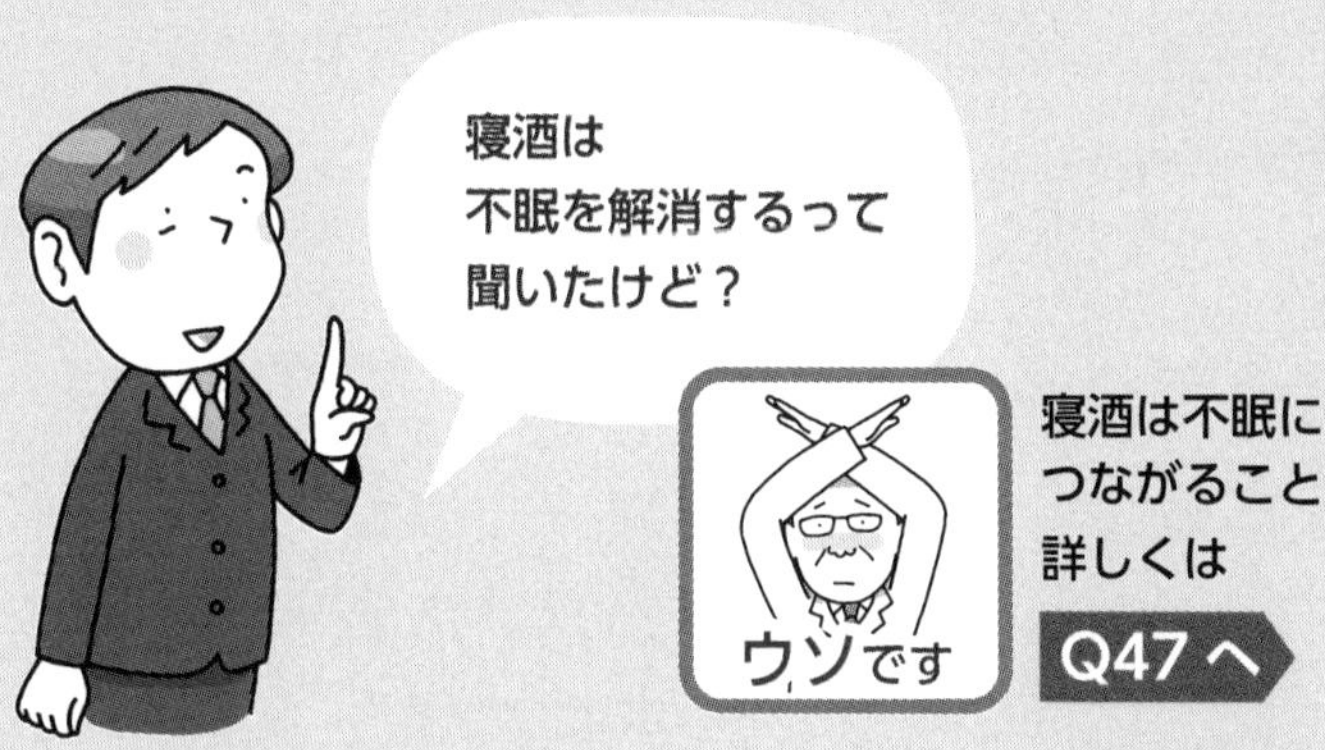
寝酒は
不眠を解消するって
聞いたけど？
ウソです
寝酒は不眠に
つながることも。
詳しくは
Q47 へ

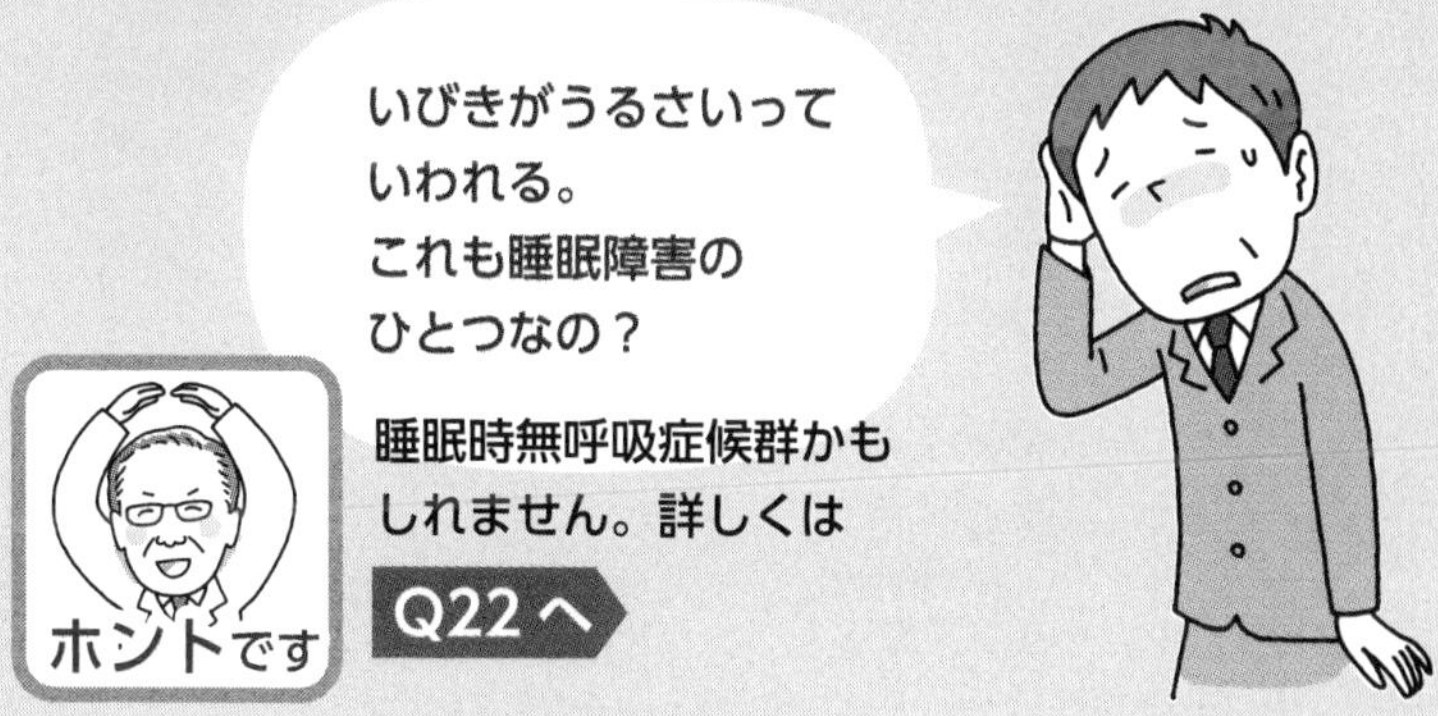
いびきがうるさいって
いわれる。
これも睡眠障害の
ひとつなの？
ホントです
睡眠時無呼吸症候群かも
しれません。詳しくは
Q22 へ

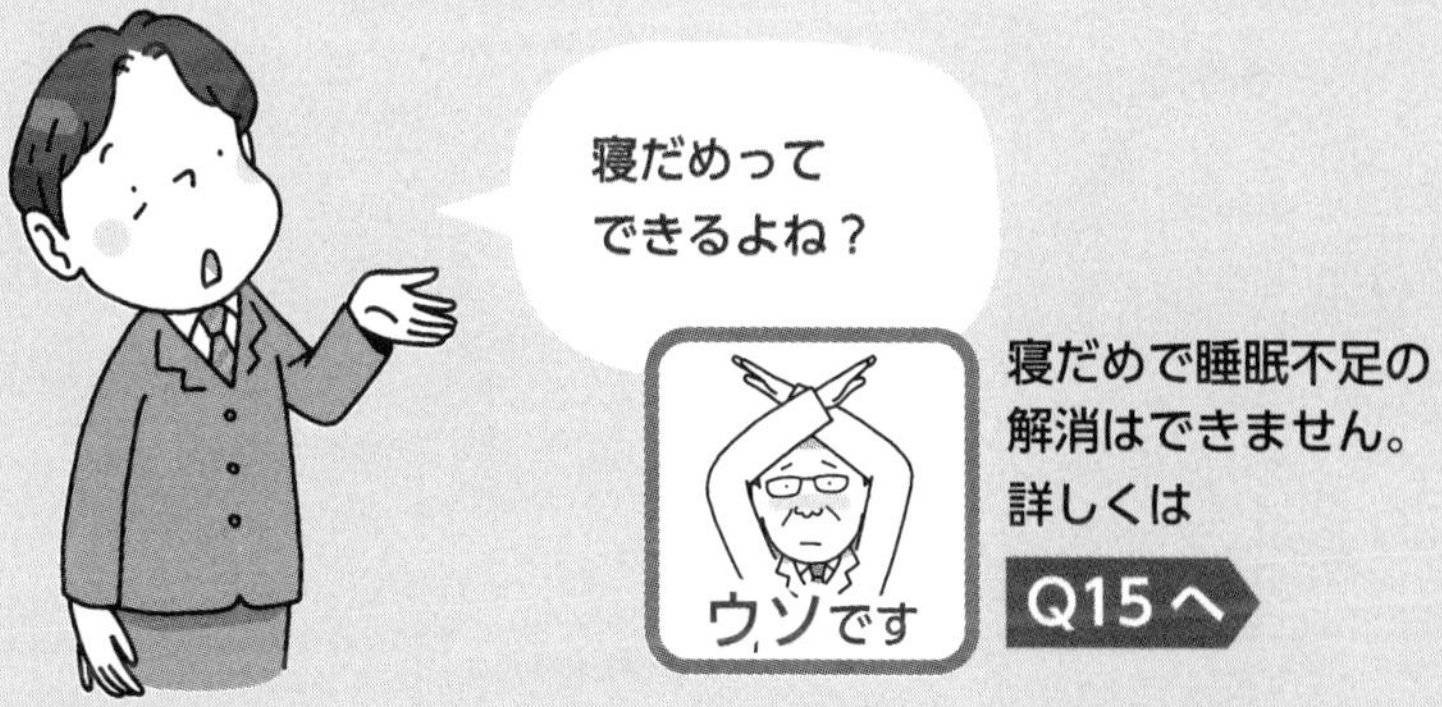
寝だめって
できるよね？
ウソです
寝だめで睡眠不足の
解消はできません。
詳しくは
Q15 へ

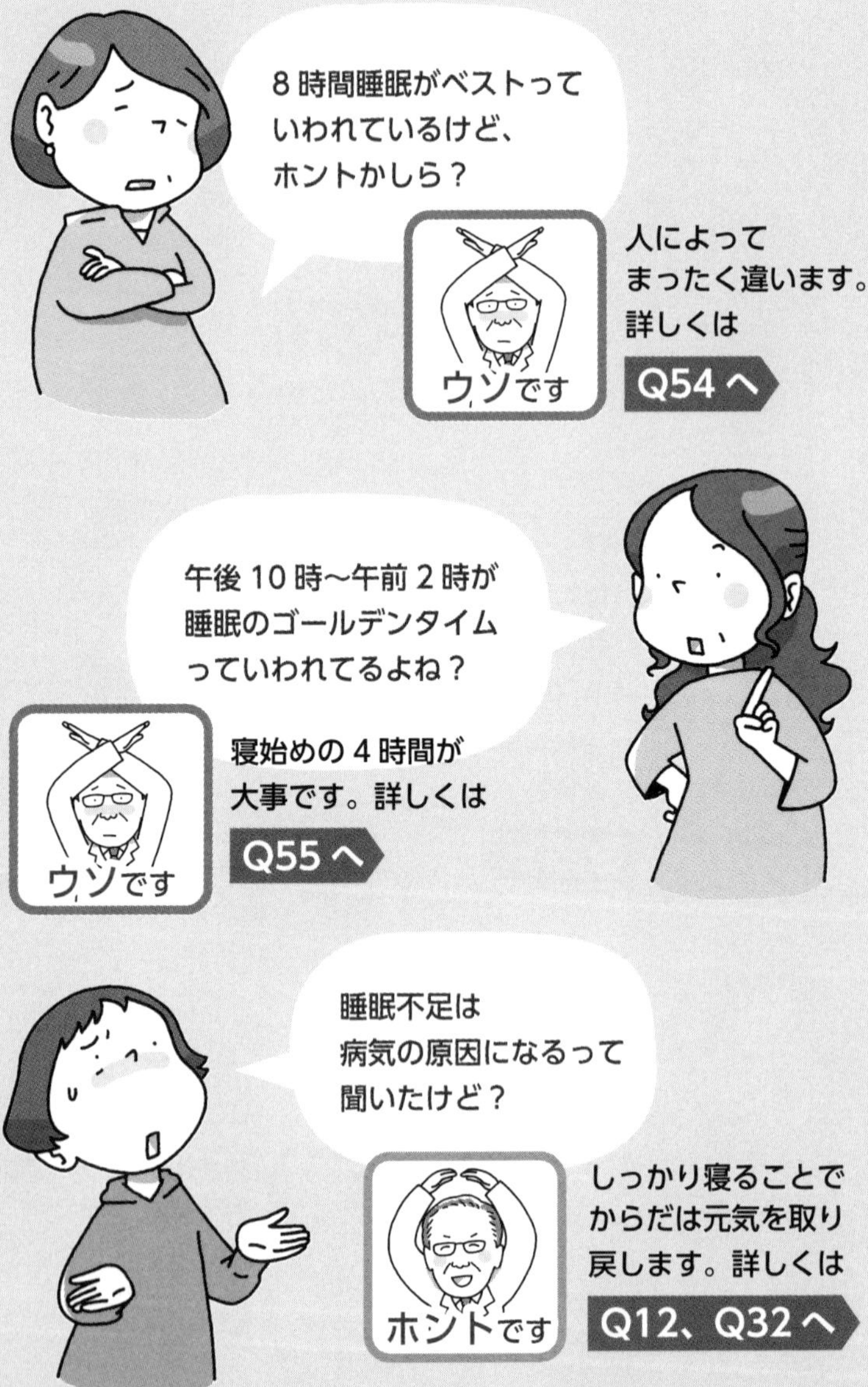

8時間睡眠がベストって
いわれているけど、
ホントかしら？
ウソです
人によって
まったく違います。
詳しくは
Q54へ
午後10時〜午前2時が
睡眠のゴールデンタイム
っていわれてるよね？
ウソです
寝始めの4時間が
大事です。詳しくは
Q55へ
睡眠不足は
病気の原因になるって
聞いたけど？
ホントです
しっかり寝ることで
からだは元気を取り
戻します。詳しくは
Q12、Q32へ

1

不眠にはさまざまなパターンがある

Q1
そもそも不眠ってどのような状態を指しますか？

「**不眠（症）**」というと、夜間によく眠れないとか睡眠不足になることを指していると一般的には思われていますが、医学的には眠れないことだけを問題視しているわけではありません。「不眠（症）」とは、**睡眠のための時間があり、寝室などの環境も適正に整っているにもかかわらず睡眠の量・質に問題があり、しかもこれにより日中の活動に障害が出ている状態**をいいます。睡眠の質・量が十分でないと〝しっかり休めた〟という実感が得られず、心身の疲労が回復しません。その影響で活力や気力が損なわれて昼間に強い眠気やだるさなどの不調が現れると、仕事や学業の効率の低下、家事などに支障をきたします。こうした状態が続くときに「不眠（症）」と診断されます。

よく眠れないというのは、誰もが一度や二度は経験したことがあるでしょう。図1のように、「寝つくのに時間がかかった」「睡眠時間が足りない」「睡眠全体の質に満

図1　睡眠についての悩み

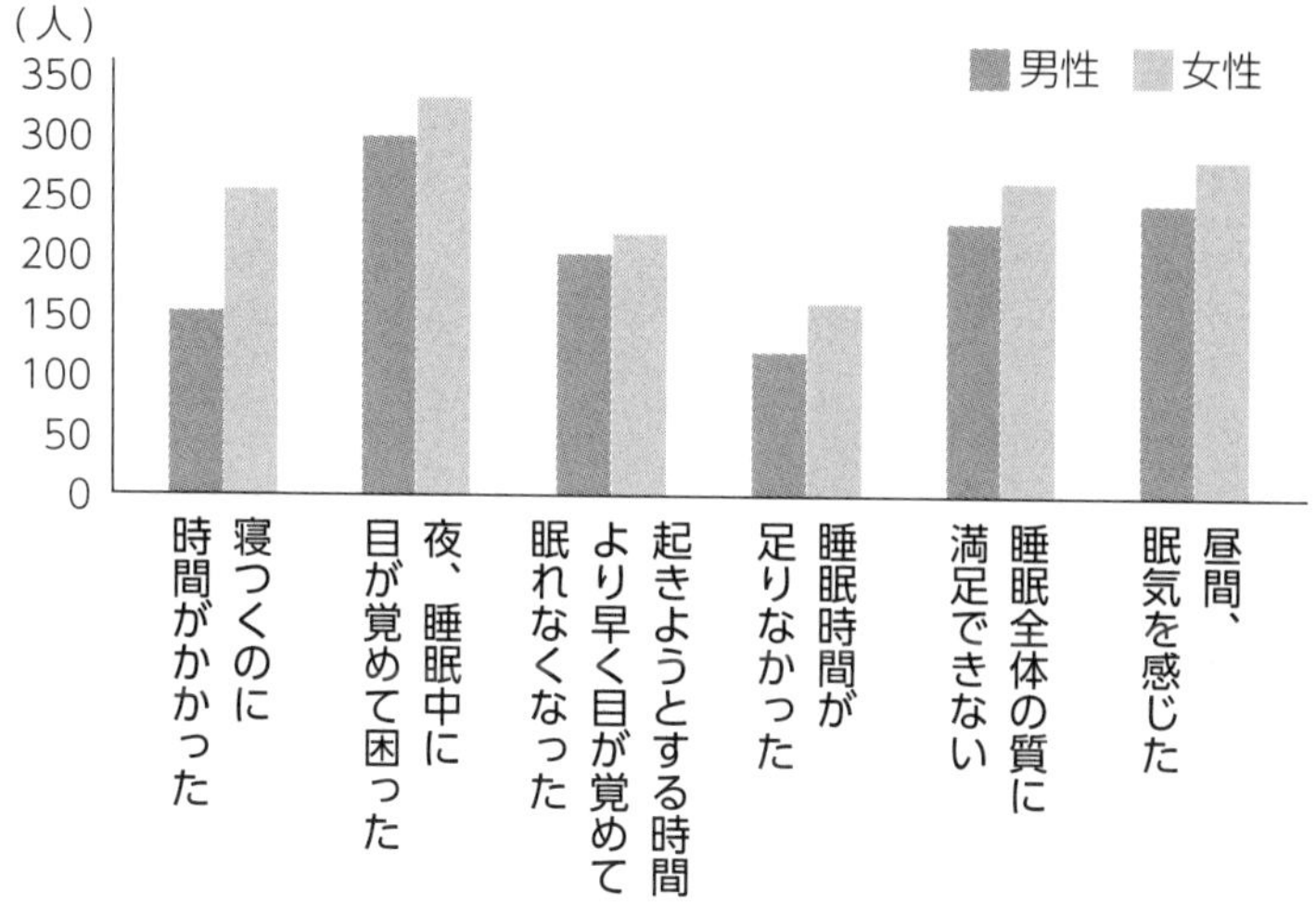

（厚生労働省「令和3年度健康実態調査結果の報告」より改変）

足していない」「昼間、眠気を感じた」など睡眠についての悩みは本当にさまざまです。例えば、仕事でストレスを抱えていたり、家庭の問題や悩みごとなどがあったりすると一時的に眠れなくなります。これは**「短期不眠障害**（3ヵ月未満）」と呼ばれます。

一方、3ヵ月以上にわたって不眠が続くものを**「慢性不眠障害」**といい、さまざまな心理的背景・病気や生活習慣などが原因となって始まることが多いとされています。また、短期不眠障害はストレスなどの原因が取り除かれると解消されることが多いのですが、約4割の人は改善されず、そのまま慢性不眠障害に移行してしまいます。

さらに、不眠の症状の内訳として**なかなか寝つけない**「**入眠困難**（↓Q2）」、**途中で何度も目が覚める**「**中途覚醒**（↓Q3）」、**朝早くに目が覚め、その後眠れない**「**早朝覚醒**（↓Q4）」の3つのタイプがあります。

これらの症状のせいで睡眠不足の状態が続いていて仕事中に疲労感を感じやすかったり、作業効率が悪くなったり、ミスばかり続いて困ったり、という状況になると「不眠症」といえます。

しかし、多少寝つきが悪かったり、夜中に目が覚めたりすることがあっても、そこそこ睡眠で休養がとれて、昼間の生活で困った状況になっていなければ、不眠症とはいえません。

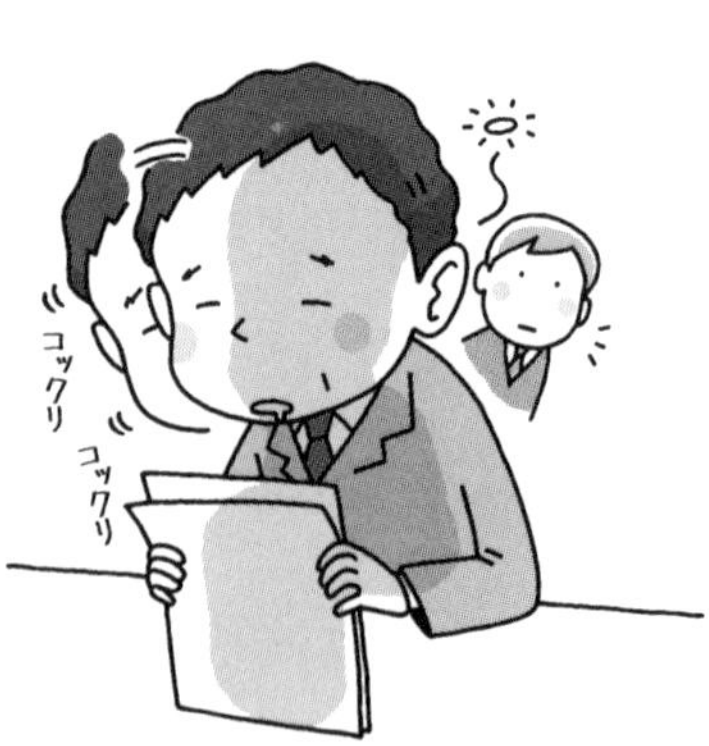

昼間眠くなり、仕事の効率が落ちるようなら不眠と診断される

Q2

寝つきが悪く、横になってから1時間以上眠れません……

寝床に入ったものの、なかなか寝つけないタイプの不眠を「入眠困難（障害）」といいます。一般に、**布団に横になってから30分以上経っても眠れない状態が慢性的に続く場合は、入眠困難と判断**されます。

せっかく寝ようとしているのにいっこうに眠くならず、何度も寝返りを打ったり枕を整え直したりして眠くなるのをじっと待っているのはつらいものです。寝つけないままどんどん時間がすぎるため、たびたびトイレに起きて余計に目がさえてしまうこともあります。こうした状態が何日も続くと、〝今夜もまた寝つけないかもしれない〟と思うようになり、それが不安やあせり、ストレスとなってますます寝つけなくなるという悪循環に陥ることも少なくありません。

入眠困難は特に年齢には関係なく、若い人にも高齢者にも見られます。主な原因としては騒音や寒暖など環境要因によるもののほか、働いている世代では重要な仕事を抱えているといったストレスや職場の人間関係、自分自身や家族の悩みごとなどの不安や精神的な緊張が原因となっていることが多いようです。うつ病などのこころの不調が関係していることも考慮すべきです。寝つきの悪さだけでなく、意欲の低下や食欲不振といったほかの症状や異変がないかチェックすることも大切です（↓Q31）。

また、生活習慣や体内時計のリズムの乱れによって寝つきが悪くなっているケースもあります（↓Q24）。就寝時間を一定に保つのが難しい夜勤や当直などがある交代勤務に就いている人は、そのための対策が必要です（↓Q58）。

高齢者では、決まった時間に就寝することや、〝8時間睡眠〟にこだわりすぎて、まだ眠くないのに寝床に入ったために寝つきが悪くなっている人もいます。〝早く寝なくちゃ〟とあせるあまり、精神的な緊張が高まってかえって寝つきが悪くなるのです。

さらに、痛みやかゆみなど入眠を妨げる症状をともなう病気もあり、そのせいで寝つきが悪くなっているケースもあります（↓Q33）。

コーヒーや緑茶などのカフェインやたばこのニコチンによる影響、ゲームやスマートフォンの液晶画面の操作など寝る直前の生活習慣によって寝つきが悪くなっていることもめずらしくありません。

Q3 夜中に何度も目が覚めてしまいます……

夜、寝ている途中で数回目が覚めるタイプの不眠を「**中途覚醒**」といいます。中途覚醒は若い人には少なく、**中年以降に多くみられる**ようになります。

特に高齢者は加齢の影響で生理的に眠りが浅く、睡眠を持続しにくくなるため、中途覚醒が起こりやすくなりますし、睡眠時間帯に関わる体内時計のリズムが前進する傾向にあるため早朝覚醒（→Q4）も増えてきます。ひどい場合は1時間おきに目が覚めることもあり、非常に苦痛をしいられます。しかも、途中で目が覚めて再び眠りにつくまでに30分以上時間がかかる「再入眠困難」をともなう人もいて、こうなると余計に睡眠時間が削られて日中の活動にも大きく影響してしまいます。

中途覚醒は何らかの要因によって睡眠が分断されているため、それを探ることが肝心です。例えば、パートナーの歯ぎしりやいびきがうるさいとか、家の内外の騒音、明るさといった環境的な要素のほか、飲酒などの生活習慣が影響していることもあります。リラックスするためや寝つきをよくするために、お酒を飲む習慣がある人は多いでしょう。しかし、アルコールは飲む量にもよりますが、４時間ほどで半分以上代謝されてからだから抜けてしまうため、途中で目が覚め、夜間後半の眠りが浅くなる原因になります。眠るための飲酒がかえって睡眠を妨げる結果になっているのです。

高齢者の中途覚醒の原因としては、加齢にともなって眠りが浅くなっているため、ちょっとした物音などで目が覚めてしまうこと、また、昼寝の時間が長すぎたり、日中の活動量が少なかったりすることも考えられます。昼間にからだをしっかり動かすことが少ないと、体内時計のメリハリがつかなくなって眠りが浅くなり、途中で目が覚めやすくなるのです。さらに高齢者では夜間頻尿（→Ｑ10）による中途覚醒も多く、この場合は頻尿の原因・状態に応じた治療や対策をとることが大切です。

そのほか、睡眠中に一時的に気道が塞がる「睡眠時無呼吸症候群（→Ｑ22）」や、脚に不快感が生じる「むずむず脚症候群（→Ｑ25）」、睡眠中に異常な行動が現れる「レム睡眠行動障害（→Ｑ26）」、脚が勝手に動く「周期性四肢運動（→Ｑ27）」など、何らかの病気が眠りを妨げていることもあります。夜中に目が覚めてしまったときの症状・状況をよく確認し、こうした病気の有無を調べてもらうことも必要です。

Q4 朝4時に目が覚めてしまい、その後、眠れません

自分が起きようと思っている時間よりも2時間以上早く目が覚めて、そのあと眠れないというときは「**早朝覚醒**」が疑われます。中途覚醒と同じく、早朝覚醒もまた高齢者に多いタイプの不眠です。

その原因は**加齢にともなって生理的に眠りが浅くなっている**ことや、**高齢者は若い世代に比べて生活時間帯が早寝早起きになりやすい**ことが影響しています。これは体内時計のリズムが前倒しになることと関係しています。つまり夜の8時、9時に眠くなって寝床に入ってしまうと、早朝4時、5時に目が覚めることになるのです。明け方までゲームなどで遊んで夜更かしをして昼過ぎにならないと起きられない若者がいますが、これとは逆のタイプです。

また、高齢者は働く世代と違って日中に昼寝をする人も多く、これも体内時計を乱してしまうため、夜の眠りが浅くなったり、早朝に目が覚めてしまう原因になります。

高齢者の場合、早朝に目が覚めても「歳だからそんなものだろう」と、ごく自然な生理現象だと受けとめて特に気にしない人がいる一方で、「不眠症かもしれない」と不安に思い、苦痛を感じる人もいます。

一般に、老化につれて睡眠時間は短くなり、70歳代になると6時間以下になるのは自然なことです。したがって、トータルの睡眠時間が6時間程度保たれ、体調や日常の活動に異変がなければ早朝に目が覚めてもあまり深刻にとらえる必要はありません。しかし、眠気やだるさで日中の活動がままならないとか、体調が悪いというときはかかりつけ医に相談しましょう。また、早朝に目が覚めてしまう原因として痛みやかゆみなど何らかの不快な症状があることもあります。この場合も早めに医師の診察を受けることが大切です。

早朝に目が覚めてしまうことで休養した感じが得られないとか、自分はもう少し眠っていたいという人は、夜、寝床に入る時間を少し遅らせてみましょう。夜8時、9時に寝るのが習慣になっている人は、1～2時間就寝時間を遅くすることで体内時計のリズムを後ろ側にずらしていくようにします。そうやって少しずつ体内時計のリズムを整え、自分が起きようと思っている時間に合わせていくとよいでしょう。

Q5 ぐっすり寝たという満足感がありません……

朝、目覚めたとき、「ぐっすりよく寝た」という実感があると気分よく1日をスタートできるものです。ところが、目覚めが悪く、なんとかがんばって起きてはみたもののあまり寝た気がしないとか、疲れが抜けきっておらず起きた直後からだるさを感じる場合があります。いつもより寝る時間が遅かったとか早起きをしたわけでもなく、**ふだん通りの睡眠時間にもかかわらず、熟睡した感じが得られない状態が続いている場合は「熟眠障害」が疑われます。**

2～3日ぐっすり眠れない日があっても、そのうち自然に解消するようならあまり心配はいりませんが、慢性的に続いていて、しかも日中眠気におそわれたり、からだがだるかったり、気分がすぐれないなどの不調があれば、熟睡を妨げている要因を探り、治療することが大切です。

熟眠障害は眠りが浅かったり、中途覚醒（↓Q3）があったりすると起こりやすくなります。また、ストレスやうつ病、夜間頻尿、飲酒の影響などでも起こります。うつ病では、熟眠障害だけでなく入眠困難・早朝覚醒（→Q4）をともなう傾向もあります。

そのほか、「睡眠時無呼吸症候群（→Q22）」の心配もあります。睡眠中に一時的に気道が塞がって呼吸が止まっており、これを一晩中何回もくり返しているため、熟睡が妨げられてしまうのです。ふだんからいびきをかく人、いびきがうるさいと指摘される人はこの病気の可能性が考えられます。

熟睡感が得られない状態が続くと、心身の疲労がたまってやがて重大な病気につながることもあるため、放っておかず早めに医師に相談しましょう。

こむら返りで夜中に目が覚めて眠りが妨げられる

こむら返りとは、ふくらはぎの筋肉が強く収縮し、いわゆる「足がつった」状態になることです。就寝中に起こりやすく、あまりの激痛にびっくりして目を覚ました経験がある人も多いでしょう。足首が伸びて足先が下を向くと起こりやすいため、予防には足首を直角に保つようにします。また、就寝前にアキレス腱やふくらはぎのストレッチをおこなうと効果的です。頻繁に起こる場合は病気が潜んでいる可能性もあるため、かかりつけ医に相談を。

Q6

ちょっとした物音で目が覚めてしまいます

夜中に何度も目が覚める状態が続いているのであれば「中途覚醒（→Q3）」が疑われますが、物音などちょっとしたことが気になってすぐに目覚めてしまうのは、**眠りが浅くて目覚めやすい**「**睡眠維持障害**」という状態です。何らかの要因で眠りが浅くなっているためで、**これが続いていて、日常生活に支障をきたしているのであれば不眠症として治療が必要**です。自分の睡眠状態を振り返ってみて、これまでは寝つきもよく、夜中に物音などで目を覚ますようなことも特になかったのであれば、ストレスや不安、緊張など、このような過覚醒傾向の原因になるようなことがなかったか探ってみましょう。

例えば、仕事や人間関係の悩みなどによってストレスがたまっているとか、気を張っている状態が続いていることが関係していることもあります。服用している薬が影響している場合もあります。このような場合は、かかりつけ医に相談してみましょう。

Q7 いびきがうるさいとよくいわれます

通常、睡眠中は誰でものどの筋肉が弛緩しがちですが、気道を狭くしたり塞いだりするほどではありません。呼吸もスムーズにできています。

いびきは、睡眠中にのどの筋肉が緩んだ際に気道が狭くなり、呼吸をするたびに周囲の組織が振動することで起こります。**日本人の約40％にみられる現象**です。なお、女性は閉経後、黄体ホルモンが減って睡眠中に呼吸筋が緩むため、いびきが増えてきます。パートナーから〝いびきがうるさい〟と指摘されるほどであれば、かなり音が大きく、頻繁にいびきをかいているのでしょう。いびきは近くで寝ている人に迷惑をかけてしまうだけではありません。なにより問題なのは、いびきの背景に重大な病気が潜んでいる可能性があることです。

ふだんから大きないびきをかいている人で、昼間に強い眠気に悩まされて日常生活に支障が出ているとか、ちゃんと寝ているはずなのに熟睡した感じがせず、疲れがとれないという人は「**閉塞性睡眠時無呼吸症候群**（→Q22）」が疑われます。閉塞性睡眠時無呼吸症候群ではあえぐような激しいいびきをかいていますが、主に舌根《ぜっこん》（舌の根もとの部分）の周辺が落ち込み一時的に気道が塞がってしまうため、急にあえぐような音から無呼吸の状態になり、再びいびきをかき始めるという特徴があります。これを一晩に何度もくり返し、呼吸が止まるたびに覚醒しているため、眠りが浅くなって**熟眠障害**（→Q５）が起こるのですが、夜間に覚醒していることを本人が自覚していないことがほとんどです。いずれにしても、**いびきがいつもひどい**とか、**うるさくて寝られない**などと指摘された人は**一度検査を受けてみる**ことが大切です。

歯ぎしりがひどい人は歯科か睡眠専門外来で治療を

いびきと同様、よく迷惑がられるのが歯ぎしり。睡眠中、無意識にギリギリと歯と歯をこすり合わせたり、カチカチと上下の歯をかみ合わせたりする動作です。不快な音で隣に寝ている人が迷惑するだけでなく、歯の磨耗や歯茎の損傷、顎《がく》関節症の原因にもなります。また、歯ぎしりの際に強い力が入るため、肩こりや頭痛を引き起こすこともあります。

歯ぎしりを抑制するには、歯科か睡眠専門外来で治療を受けるのが効果的です。

Q8 夢にうなされて目が覚めることがあります

得体の知れない怪物に追いかけられたり、命の危険を感じるような出来事に遭遇したり、大切な人を失い悲嘆に暮れたりといった悪夢を見た経験は誰にでもあるはずです。悪夢の内容は人それぞれですが、うなされて目を覚ましたときに多くは恐怖や不安、緊張、怒り、悲しみといった不快な感情をともないます。そして、悪夢の内容を鮮明に記憶していることも少なくありません。悪夢がそのとき限りならあまり心配はいりませんが、頻繁に悪夢を見るせいで夜中に何度も目が覚めて慢性的に睡眠が妨げられ、心身の疲労が続く場合は問題です。

このように**悪夢がくり返し起こることによって十分な睡眠がとれない状態**を「**悪夢障害**」といいます。悪夢障害は、睡眠時随伴症といって睡眠中に異常行動や激しい情動の変化に見舞われる睡眠障害の一種です。睡眠時随伴症はレム睡眠、ノンレム睡眠（→Q14）のいずれの状態でも起こります。悪夢障害は「レム睡眠行動障害（→Q26）」

と同じく、睡眠時随伴症に分類されています。

一般に、悪夢を見るのは子どもに多く、成長するにしたがって頻度は減ってきますが、成人でも2~8%の人が頻繁に悪夢を見るという報告があります。

悪夢障害の詳しい原因は不明ですが、**睡眠薬やパーキンソン病、高血圧、うつ病などが関係していることがあり、悪夢を抑えるような薬に変更して対処します。**

また、心的外傷後ストレス障害(PTSD)が背景にある人もいて、トラウマ体験に関連した悪夢に悩まされることがあり、精神科での専門的な治療が必要です。悪夢がうつ病の前駆症状となることがありますし、急性ストレス障害を合併することもあるため、放置せず治療を検討する必要があります。

「ナルコレプシー(→Q29)」という睡眠障害では、とてもリアルな現実感のある夢をたびたびみることがあります。「入眠時幻覚」といって、寝入りばなに周囲の状況をなんとなく理解し、自分でも夢だとわかっていながら鮮明な夢をみているのです。朝、目が覚める前にも「出眠時幻覚」として同様に夢をみることがあります。このように、夢がしょっちゅう起こり夜間眠っても疲れがとれないような場合には、これに応じた治療薬がありますので、睡眠専門医に相談しましょう。

Q9

加齢とともに睡眠時間が短くなっているように思います

若いころはそれこそ何時間でもよく眠れたし、休日などには二度寝、三度寝をして昼過ぎまで寝るのが当たり前だったという人も多いでしょう。ところが、年齢を重ねるにつれ、睡眠時間は徐々に短くなっていきます。10歳くらいまでは8~9時間は眠っていますが、15~25歳くらいになると7~8時間ほどになります。さらに40歳代以降になると6時間半くらいとなり、70歳をすぎると5~6時間に減っています（↓図2）。

このように睡眠の持続時間は年齢とともに短くなる傾向があるのですが、その理由は加齢によって睡眠が浅く分断されやすくなっていくことと、必要とする睡眠時間が少なくなっていく傾向のためだと考えられています。

若いころと比べると、加齢によって活動量や基礎代謝（人が生きていくために最低限必要なエネルギー量）も減少します。そのぶん脳やからだの休息に要する時間も減ってくるため、睡眠時間も短くてすむようになるのです。また、高齢者では体内時計

図2　加齢とともに睡眠時間は短くなっている

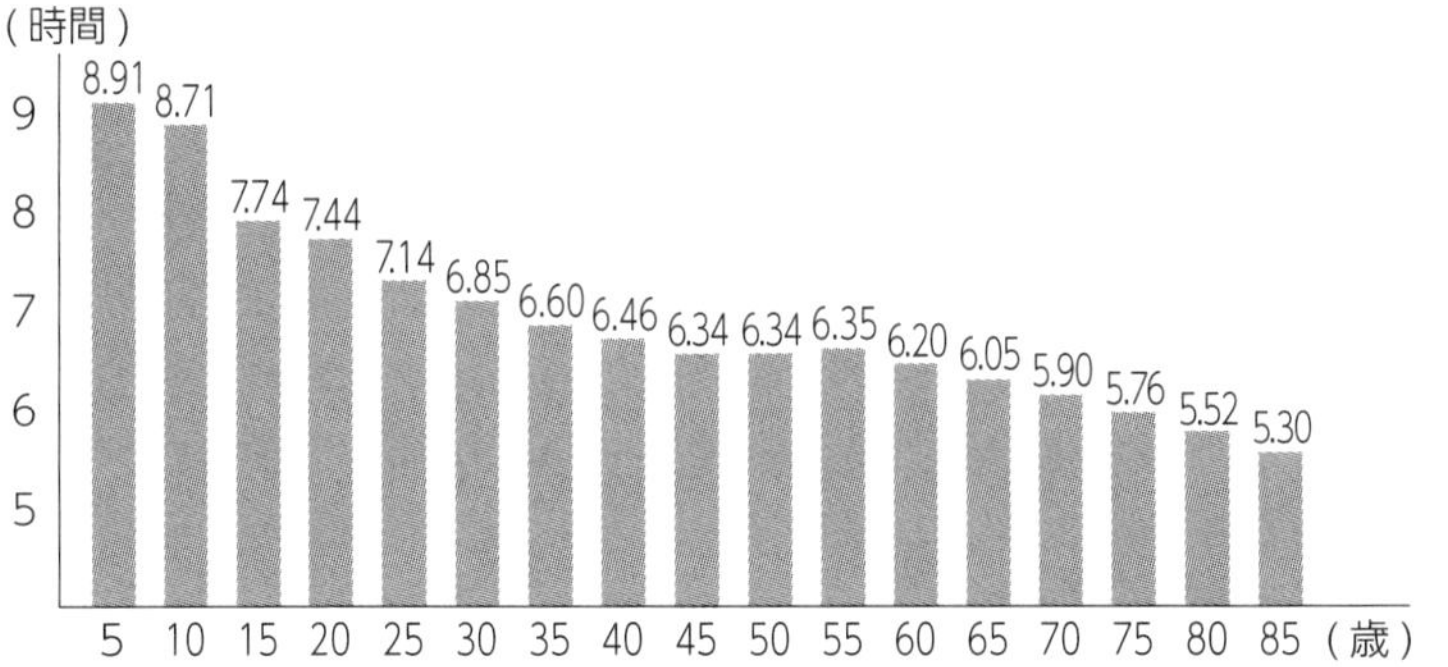

（Ohayon MM, et al. Sleep. 2004 をもとに作成）

も加齢によって変化し（→Q16）、体温やホルモン分泌など睡眠にかかわる機能の生体リズムが前倒しになります。早寝早起きになるのはこのためです。

とはいえ、睡眠時間の長短には個人差があります。4～5時間眠れば十分という人もいれば、少なくとも9時間は寝たいという人もおり、年齢だけを根拠に何時間眠ればよいと判断することはできません。

重要な点は、睡眠時間が短くなっていてもそれが加齢によるもので、**日中の活動に影響がなければ不眠ではなく心配はいりません**が、眠気やだるさなどの不調があり、**昼間の生活に支障が出ているなら原因を探って対処**する必要があるということでしょう。

Q10

夜中に何度もトイレに起きてしまいます

夜、寝ている間に排尿のために1回以上起きなければならないことを「夜間頻尿」といいます。睡眠の途中で目が覚めてしまうことから「中途覚醒（→Q3）」の問題として捉えることもできますが、夜間頻尿は、加齢とともにその頻度が高くなります。その理由としては、以下のような要因が考えられます。

●**膀胱の容量の減少**　加齢によって膀胱の筋肉組織の弾力性が低下し、広がりにくくなります。すると膀胱の容量が少なくなって膀胱内にためておける尿量が減り、尿意をもよおしやすくなります。

●**泌尿器系の病気の影響**　男性では前立腺肥大症が関係しているケースが多いようです。前立腺肥大症は加齢によって増える病気で、肥大した前立腺によって尿道が圧迫され、十分排尿できないために膀胱内に尿が残りやすく、排尿回数が増えてしまいます。また、過活動膀胱による頻尿もあります。過活動膀胱とは、膀胱内に尿が十分にたまっていないのに急激に尿意をもよおす状態で、夜中に急に尿意が起こり夜間頻尿の原因になります。そのほかに尿路感染症によって頻尿になることもありますが、この場合は感染症の治療をすれば頻尿は改善されます。

●服用している薬の影響　高血圧などで利尿薬を服用しているために尿量が多くなり、頻尿になることがあります。

●脚のポンプ機能の低下　加齢によって脚の筋肉や心臓のポンプ機能が低下すると、血液の循環が悪くなって下肢（主にふくらはぎ）に水分がたまりやすくなります。その水分は就寝時に横になると脚から上半身に戻ってきますが、そのうちの余分な水分は尿となるため夜間頻尿につながります。高齢者は活動量が減り、日中歩いたりからだを動かしたりする機会が少ないことから、下肢に水分がたまりやすくなり、これが夜間頻尿につながります。

●就寝前のアルコールやカフェインの摂取　アルコールやカフェインには利尿作用があります。就寝前にお酒やコーヒー、緑茶、紅茶などを飲む習慣があると尿量が増えて夜間頻尿につながります。

このように夜間頻尿にはさまざまな原因がありますが、高齢者は注意が必要です。

そもそも高齢になると生理的に眠りが浅くなり、すると軽い尿意やちょっとした物音などがきっかけで目を覚ますことが多くなります。そして目が覚めると、用心のために〝トイレに行っておいたほうがいいかも〟と考えて、トイレに起きてしまうのです。こうしたことをくり返しているうちに、目が覚めたからトイレに行くのか、トイレに行くために起きたのかわからなくなってしまいます。このような場合には、頻尿に対する治療よりも、頻回な中途覚醒を減らす治療のほうが有効なことが多いようです。

夜間頻尿を中途覚醒の問題として捉えて、その原因をつきとめ、適切に対処することも考慮すべきでしょう。

夜中にトイレに起きるときは転倒事故に注意

夜間頻尿で夜中にトイレに起きる際は転倒に注意しましょう。高齢者では転倒による骨折やけがのリスクが高いからです。トイレに起きるときは明かりをつけて足元を照らし、段差や階段などで転ばないようにしましょう。手すりや段差解消のスロープを設置する、寝室にポータブルトイレを備えることも検討します。

就寝時だけでも尿取りパッドなどを使用すれば多少漏れても安心。尿意に気づいてもあわててトイレに駆け込まずにすみます。

2

睡眠の
メカニズムを
知っておく

Q11 睡眠にはどんな役割がありますか？

睡眠の役割で最も重要なのが、**脳とからだを休ませること**です。そのため、睡眠には「レム睡眠」と「ノンレム睡眠」（→Q14）があり、それぞれ脳とからだを効果的に休ませるしくみになっています。レム睡眠時には脳は高いレベルで活動し、自律神経も働いているため血圧が高めで心拍も速いのですが、筋肉は弛緩してからだを休ませています。一方、ノンレム睡眠時には脳の活動も低下し、自律神経の働きも体内の代謝も抑えられています。そのため、脳もからだも休んでいる状態になります。また、最近の研究では疲労した脳の部位ほど深い眠りになることがわかっています。

さらに、**睡眠時には成長ホルモンが多く分泌**されています。成長ホルモンは成長期の子どもの発育だけでなく、成人にとっても細胞の修復やたんぱく質合成に関わる重要なホルモンです。成長ホルモンは睡眠前半のノンレム睡眠時のうち、特に深い眠りのときに分泌が最も多くなるため、眠りの質が大きく影響します（→図3）。

図3 成長ホルモンは寝始めて早期に分泌される

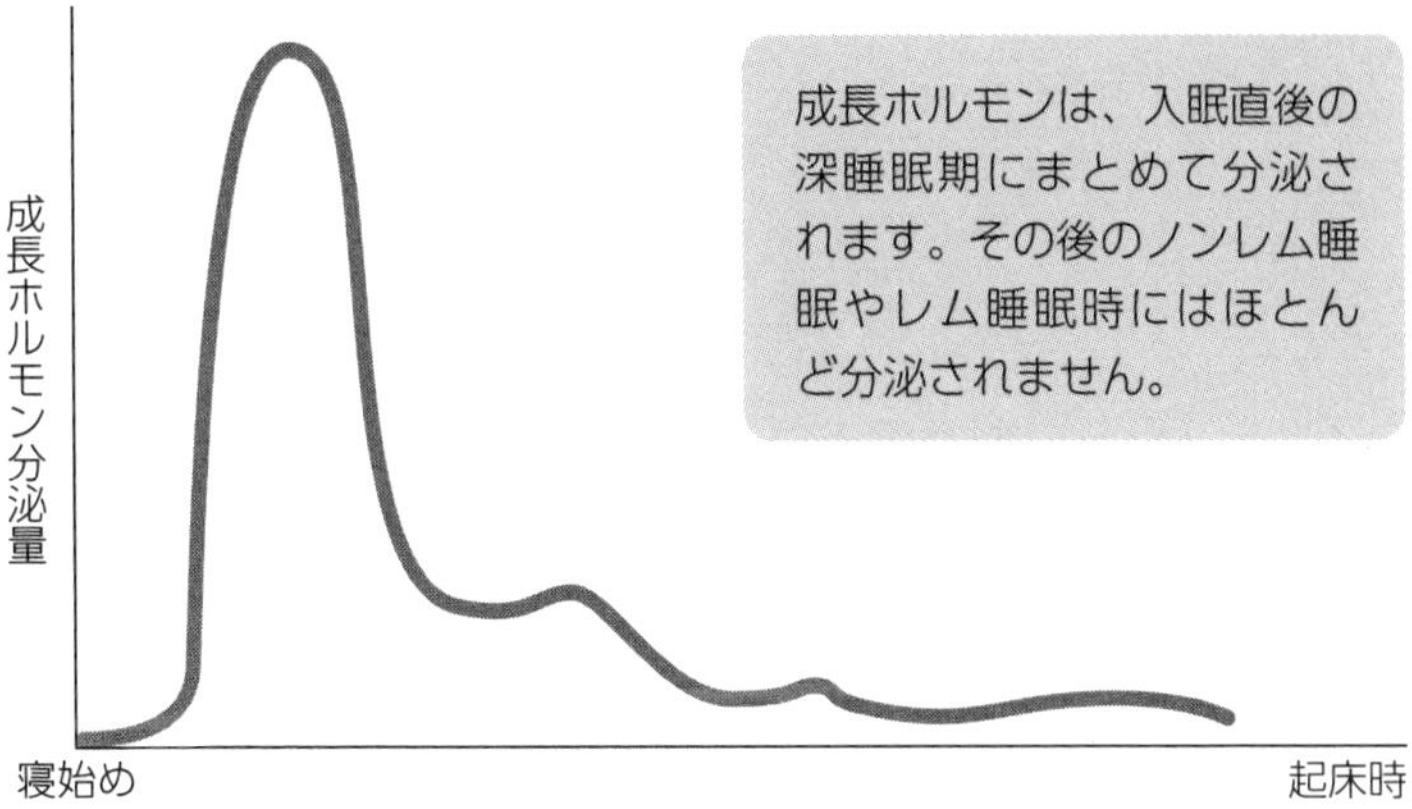
成長ホルモンは、入眠直後の深睡眠期にまとめて分泌されます。その後のノンレム睡眠やレム睡眠時にはほとんど分泌されません。
成長ホルモン分泌量
寝始め
起床時

また、睡眠には感染から身を守るナチュラルキラー細胞（NK細胞）の活発化や抗体をつくるなど免疫機能を高めて病気を予防する働き、記憶を整理して脳に定着させる役割もあります。睡眠は認知症とも関連があり、認知症の予防には質・量の保たれた睡眠が必要だといわれています。睡眠には自律神経の働きを整えて疲労回復を促したり、脳脊髄《せきずい》液の流れによって**脳細胞の老廃物を除去したりする役割**もあります。

睡眠には起きて活動しているときにはできない、脳とからだを守る重要な役割があります。睡眠の質・量を良好に保つことが全身の健康につながります。

Q12 睡眠不足が私たちにおよぼす影響を教えてください

Q11で述べたように睡眠には健康を守る重要な役割がありますが、にもかかわらず日本人の睡眠は決して良好な状態にあるとはいえないようです。

じつは、日本人は諸外国の人と比較して睡眠時間が短いことが明らかになっています（→図4）。平均で男性は472分（約7・8時間）、女性が453分（約7・5時間）しかなく、どちらも8時間（480分）に達していません。特に女性の睡眠時間の短さが顕著で、男性よりも家事や育児の負担が大きいことが影響していると考えられます。

こうした睡眠不足の状態は心身にさまざまな影響をおよぼし、仕事・学業の効率、生産性、さらには健康状態にも波及します。

● **集中力や判断力、記憶力の低下**　睡眠時間の長さ別に反応速度を計測した実験では、睡眠が4時間以下の参加者はミスの増加が顕著になります。これはある意味当然の結果ですが、注目すべきは睡眠が6時間の参加者も同様にミスが増えている点で

図4　日本人の睡眠時間は短い

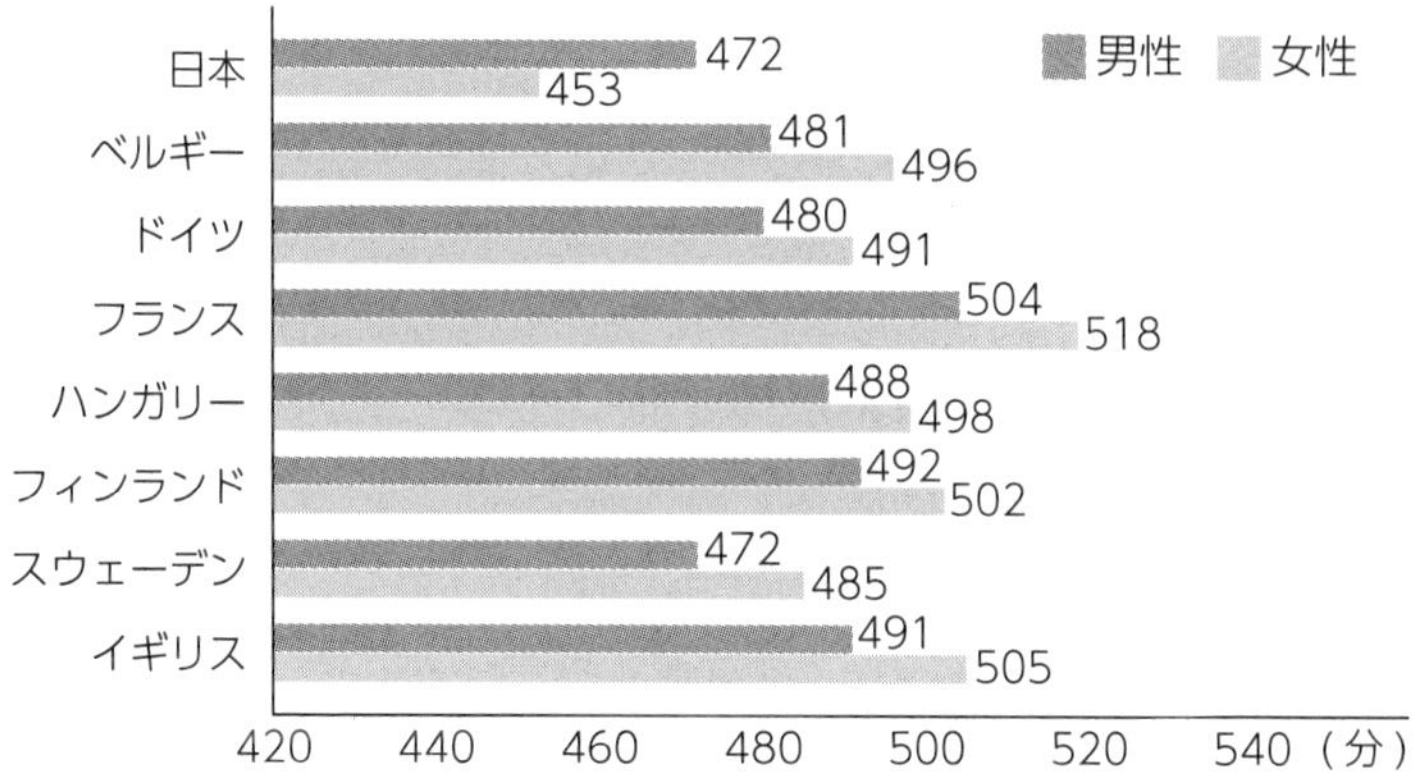

(OECD,Society at a Glance 2009 を元に作成)

す。しかも6時間睡眠の人たちは自分が睡眠不足だという自覚がありません。つまり、自覚がないままパフォーマンスが低下しているのです。このような現象が社会生活に反映されると、睡眠不足で効率が悪くなっているのに、仕事が終わらないからといって残業で睡眠時間を削り、さらに効率が悪化するという悪循環に陥っていることに気づいていない、という事態が生じます。交通事故と睡眠時間の関連を調べた研究でも、睡眠時間が6時間未満では追突事故や自損事故の頻度が高くなることがわかっており、やはり睡眠不足が自覚的な眠気だけでなく集中力や判断力に影響しているといえます。

睡眠不足がもたらす悪影響

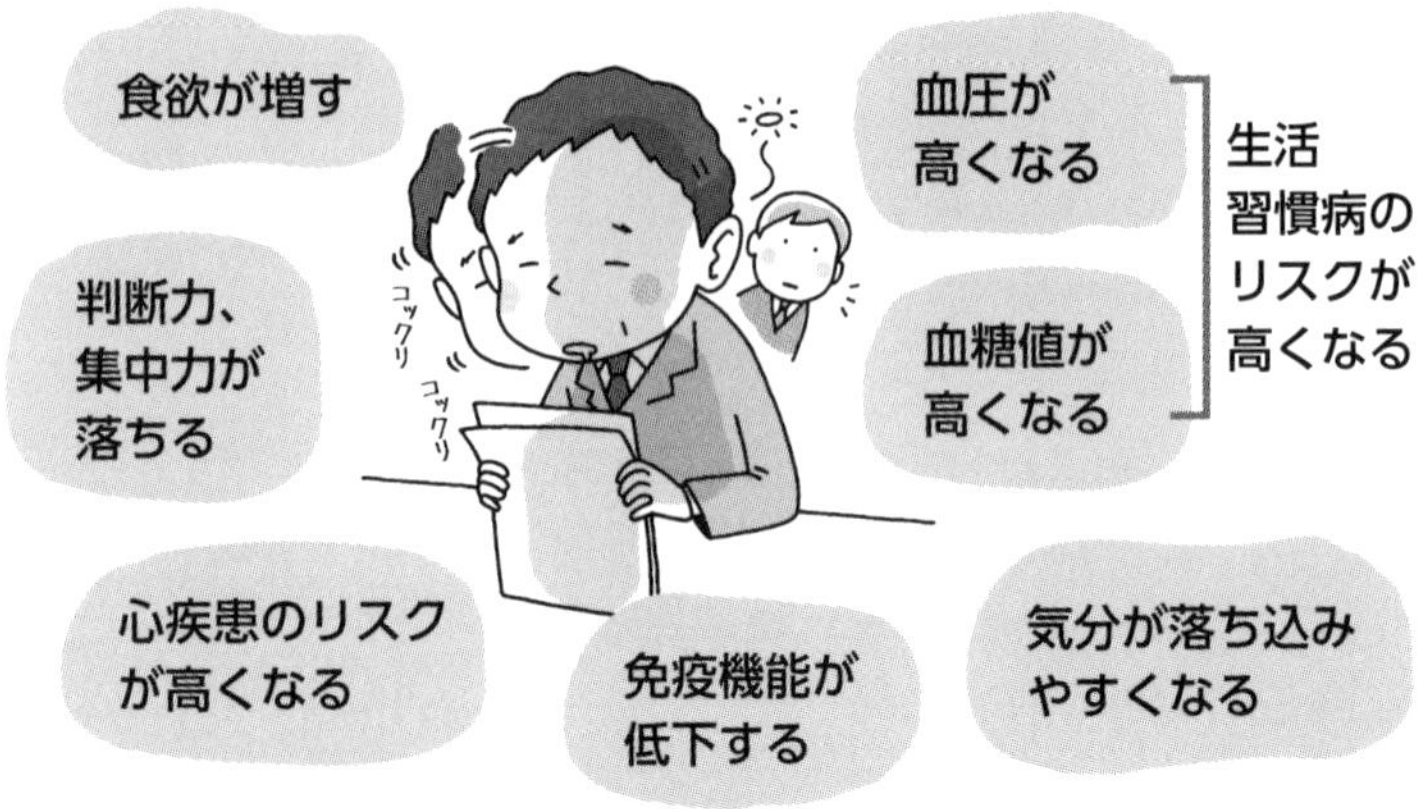
食欲が増す
判断力、集中力が落ちる
コックリ
コックリ
心疾患のリスクが高くなる
免疫機能が低下する
血圧が高くなる
血糖値が高くなる
生活習慣病のリスクが高くなる
気分が落ち込みやすくなる

●生活習慣病やがん、こころの病のリスクを高める　睡眠不足では満腹感を促すレプチンというホルモンが減る一方、食欲を増すグレリンというホルモンが増加して食べすぎになりやすく、肥満を助長します。さらに、睡眠不足によるストレスは血糖値を上昇させるコルチゾールというホルモンも増やします。その結果、肥満や血糖値の上昇により、糖尿病を引き起こすリスクが高くなります。

また、睡眠不足は自律神経のバランスを乱し、交感神経活動が高まるため高血圧も招きます。肥満や糖尿病、高血圧は動脈硬化を進行させるため、脳卒中や狭心症、心筋梗塞といった重大な病気を引き起こす要因にもなります。また、夜勤などがある交代勤務に就いている人は、前立腺がんや直腸がん、乳がんのリスクが高いという報告もあります。
　また、睡眠不足の状態が続くと、うつ病になりやすいこともわかっています。

●認知症の発症にも関与　睡眠は記憶の固定にも不可欠とされていますが、睡眠不足は認知症の発症や進行にも何らかの影響をおよぼしていると考えられています。また、アルツハイマー型認知症は脳内にアミロイドβというたんぱく質がたまり、脳の神経細胞が破壊されると発症しますが、このアミロイドβは睡眠中に脳脊髄《せきずい》液によって回収され、排出されています。ところが、睡眠不足になるとこの排出がうまくできず、アルツハイマー型認知症を発症しやすくなると考えられています。

女性のほうが不眠になりやすい

　女性は月経をはじめ、妊娠・出産、更年期に性ホルモンの分泌量が大きく変化し、心身にさまざまな影響が生じます。これは睡眠についても同様です。例えば、月経前・月経中には眠気が強くなったり、逆に眠れなくなったりすることが多く、妊娠中には強い眠気を感じる人が多いことが知られています。また、閉経後の女性には不眠を訴える人が増えてくるのですが、これには性ホルモン分泌が大幅に減少することが関係していると考えられています。

Q13 体内時計は睡眠と関係しているのですか？

人は朝が来ると目覚め、日中に活動して夜になると眠ります。夜に眠るのは、昼間の活動によって疲労した脳やからだを回復させるためだけでなく、もうひとつ理由があります。それが「体内時計」です。

では、**体内時計は**どこにあるのかというと、**人のからだのほとんどの細胞に存在しています**。そして、体温や血圧、自律神経系、免疫や代謝、内分泌ホルモンなどの機能、眠りと目覚めなどをコントロールし、リズムを刻んでいます。その全体を統括し、各機能のリズムを同調させているのが、脳の「視《し》交《こう》叉《さ》上核《じょうかく》」にある「中枢時計」です。この中枢時計の働きにより、睡眠と覚醒のリズムが生み出されているのです。

ところで、人は地球の自転周期に合わせて1日を24時間として生活していますが、人のからだに備わっている体内時計はそれよりも少し長く、24時間15分（±0・2時間）といわれています。

眠くなる時間で体内時計の周期がわかる

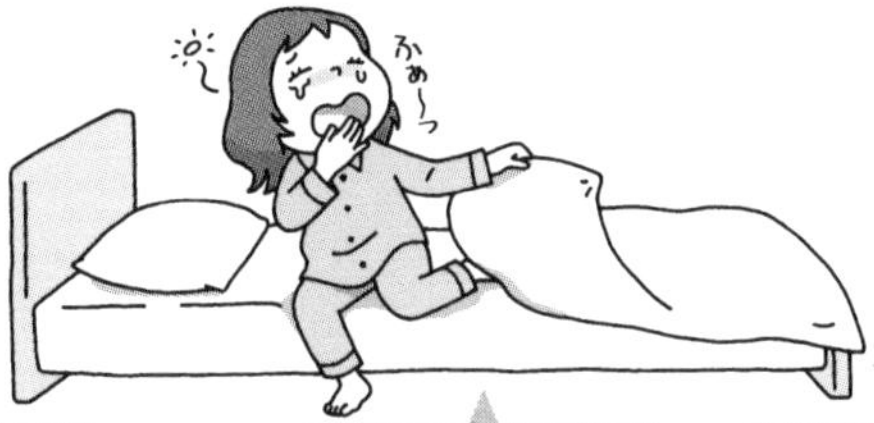

0時よりも遅く眠くなる

体内時計の周期…かなり長い

24時間よりかなり長い分、翌日にずれ込む。気を抜くと宵っ張りになりやすい。

0時に眠くなる

体内時計の周期…平均的

24時間前後と平均的で、朝目覚ましをかけなくても苦労せずに目が覚める。

0時よりも早く眠くなる

体内時計の周期…かなり短い

24時間よりかなり短いと、早寝早起きになる。

つまり、体内時計のリズムにしたがって生活すると、毎日少しずつずれが発生するというわけです。

このずれを調整するのが、会社や学校などの社会的因子や、光、食事や運動、温度・湿度などの環境的因子です。なかでも最も影響が大きいのが光です。

朝起きて太陽の光を浴びると、目の網膜から入った光の情報が中枢時計のある脳の視交叉上核へと届きます。それが体内時計に働きかけ、24時間周期に同調させてずれが調整されます。これによって毎日同じ時間に眠くなり、同じ時間に起きられるというリズムが保たれるのです。

Q14 レム睡眠とノンレム睡眠について教えてください

私たちのからだは起きて活動している時間が長くなるほど脳が疲れ、しだいに眠気が起こるようになります。そして、体内時計の働きによって夜間に「メラトニン」というホルモンが分泌されると、手足の血管からは熱が体外に放出されて脳の温度が下がり、休息を促す副交感神経が優位になって眠るための準備が整います。人は、このようにして眠りにつくのです。

睡眠には、「レム睡眠」と「ノンレム睡眠」があると述べました（→Q11）が、この2種類の眠りのサイクルを「睡眠単位」といいます。1睡眠単位は90～120分で、一晩に3～6単位現れるのが一般的です（図5）。

●**脳を休ませるノンレム睡眠**　眠りについて最初に現れるのは「ノンレム（Non-Rapid Eye Movement：Non-REM）睡眠」です。主に脳を休ませるための眠りで、副交感神経が優位に働いています。このときに成長ホルモンも活発に分泌されます。

図5 レム睡眠とノンレム睡眠は交互に現れる

ノンレム睡眠とレム睡眠のひとつの組み合わせを「睡眠単位」という。1単位90～120分。一晩に3～6単位現れる。

健康な人でも、一晩に数回、短い覚醒が起こる。

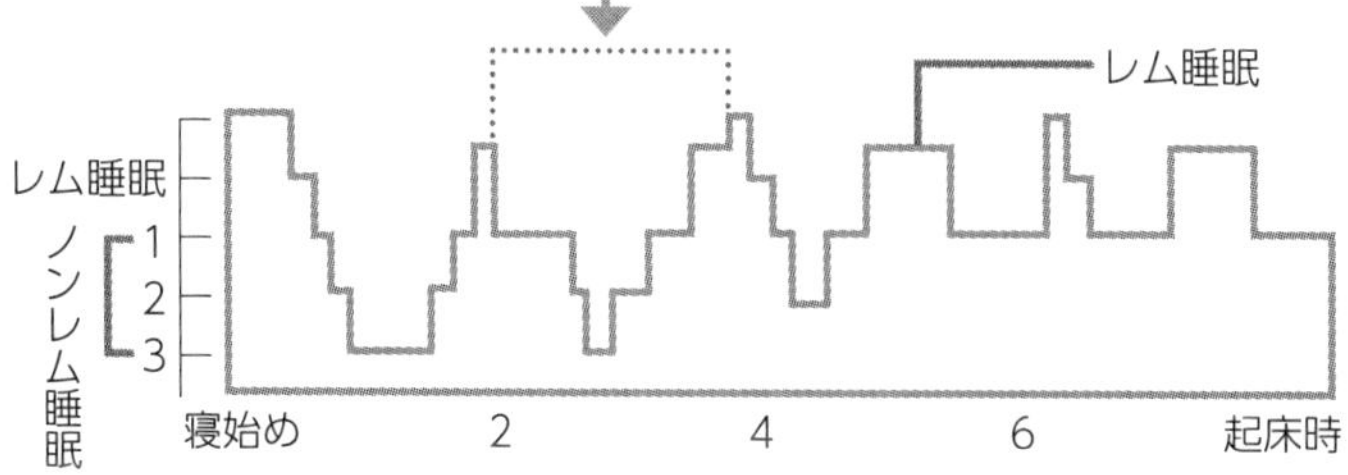

ノンレム睡眠は3段階に分かれている。段階1～2は浅い眠り、段階3は熟睡と呼ばれる深い眠り。ふつうは寝入ってすぐに深い眠りに入る。

睡眠前半はノンレム睡眠で脳を休ませる。睡眠後半になるにしたがってレム睡眠が多くなり、脳が活性化して目が覚める。

血圧や心拍数、呼吸数は抑えられており、ノンレム睡眠中の人を観察すると深くゆっくりとした呼吸で眠っているのがわかります。

ノンレム睡眠には、眠りの深さによって1～3という3つの段階があります。段階が上がるほど眠りは深くなります。ふつうは寝入って間もなく段階3の深い眠りに入ります。眠ってすぐに熟睡に入ることで、睡眠の前半で脳を集中的に休ませているのです。

ちなみに、電車やバスなどで

居眠りをしても自分の降りる駅や停留所で寝すごさずに起きられるのは、眠りが比較的浅い段階にあるためです。これが深い眠りになると、首を起こしているのが難しくなってガクッと船を漕いだり、隣の人の肩にもたれてしまったりするようになります。

夢を見ているのはレム睡眠のとき

ノンレム睡眠に次いで現れるのが「レム(Rapid Eye Movement：REM)睡眠」です。レム(REM)とは「急速眼球運動」という意味で、観察するとレム睡眠時にはまぶたの下で目がピクピクと活発に動いているのがわかります。

レム睡眠時には筋肉が弛緩してからだは休んでいる状態ですが、脳の活動レベルは高く、交感神経が優位に働いています。そのため血圧は高めで心拍も速く、呼吸もやや不規則です。

そして、レム睡眠の最大の特徴が夢を見ることです。レム睡眠中には日中の活動時に脳に入ってきたさまざまな情報を整理する働きがあります。夢はこうした情報がランダムに呼び出されて合成され、それを映像として見ているのです。成人では、一晩眠っている間の15～25％、約2時間弱がレム睡眠の状態にあります。

ところで、睡眠には記憶を固定させる作用があるといわれていますが、朝起きたときに夢の内容をはっきり覚えていることはほとんどありません。これは夢をみているレム睡眠中には記憶から情報を呼び出す働きはありますが、この後にノンレム睡眠が生じると、その記憶を消してしまうためだと考えられています。

こうして一晩のうちにノンレム睡眠とレム睡眠を交互にくり返し、睡眠の後半になるとしだいに眠りが浅くなります。徐々にレム睡眠の時間が長くなって脳の温度が上がり、血圧や心拍も変動してからだが目覚める準備を始め、やがて目を覚ますのです。

これが健康的な睡眠の状態ですが、何らかの原因により寝つきや眠りの深さ、睡眠の持続などに問題が生じると、不眠を引き起こすことになります。

また、睡眠中に暴れたり大声をあげたりするような異常行動が現れる「睡眠時随伴症」という病気がありますが、ノンレム睡眠の間に起こる場合と、レム睡眠の間に起こる場合があることがわかっています。

ノンレム睡眠中に起こるのは、子どもによくみられる睡眠時遊行症（夢遊病）や睡眠時驚愕症（夜驚症）、睡眠関連摂食障害（→Q19）などです。一方、レム睡眠中に起こるものには、高齢者に多い「レム睡眠行動障害（→Q26）」や、夢にうなされて目が覚める「悪夢障害（→Q8）」などがあります。

Q15 「寝だめ」すれば睡眠不足は解消しますか？

基本的に「寝だめ」はできません。 前日にたくさん寝ておけば、翌日徹夜や夜更かししても眠くならないわけではありません。休日に朝寝坊してたくさん寝てしまうのは、寝だめというよりは日頃の睡眠が十分でないせいで、からだが休息を必要としているだけ。休日に寝だめしたから平日にがんばれるというわけではないのです。

ところで、日頃の睡眠不足を補うために休日にたっぷり寝ると、かえって休み明けがつらいという人も多いのではないでしょうか？　原因は「社会的時差ぼけ（ソーシャル・ジェットラグ）」による体内時計のリズムの乱れです。

● **社会的時差ぼけの原因**　仕事や学校、家事などで忙しい平日の睡眠と、何も制約がない休日の睡眠では就寝と起床の時間が違う（多くは休日には後ろ倒しになる）ため。たっぷり睡眠をとったはずなのに、休み明けに体内時計の変調による眠気やだるさに悩まされることになります。こうした現象は、休日前夜に明け方まで夜更かしして、休日は昼過ぎや夕方近くになってから起きるという人によくみられます。

ふだんと極端に就寝と起床の時間が違うため、体内時計のリズムの乱れと相まって、通常朝起きて太陽光を浴びることで夜間に分泌されるメラトニン（眠りを促すホルモン）の分泌も変化してしまい、寝つきが悪くなり、休日明けの朝の寝起きが悪くなります。睡眠不足や眠気、だるさを引きずったまま仕事や学校生活を迎えることになります。

●防ぐポイント　「睡眠中央時刻」を目安にして眠りを調節すると効果的です。睡眠中央時刻とは就寝時刻と起床時刻の真ん中の時刻のことです。平日の睡眠中央時刻と休日の睡眠中央時刻のずれが大きいと社会的時差ぼけが起こります。

休日に疲労回復のためにいつもより睡眠時間をたっぷりとっても、社会的時差ぼけを起こさないようにするには、就寝時刻と起床時刻の両方を同じ時間ずつ前と後ろにずらすのがポイントです。例えば、ふだん深夜0時に就寝して朝5時に起きている人が、いつもより4時間多く眠りたいときには、夜の10時に就寝して朝7時に起きるようにします。こうすると睡眠中央時刻はほぼ同じになり、睡眠のリズムが大きく崩れることがありません。たっぷり休息ができて、休日終わりの夜にも寝つきが悪くならず、休日明けにもすっきり目覚めることができます。

Q16
高齢になると体内時計が前にずれるって本当ですか？

最近は仕事を続けている高齢者も多いですが、リタイアして日中自由にすごしている方も少なくありません。こうした高齢者は、**手もち無沙汰になって生活習慣がどうしても前倒しになりがち**です。若者がゲームなどで夜更かしして生活時間帯が後ろにずれるのとは逆に、早寝早起きになるのです。早めの時間に三度の食事をとり、入浴をすませると夜8時、9時という早い時間に就寝するような生活になります。

こうした生活リズムを続けていると、**体内時計が前倒しになってしまう**のです。もちろん、前倒しの生活リズムであっても、眠りに何も障害や不満がなければかまいません。

しかし、睡眠の後半に何度も目が覚める、早朝に目が覚めてそのあと眠れないといった悩みがある場合は改善が必要です。

そもそも**高齢になると若いころよりも眠りが浅くなり、睡眠時間も短くなります**

（→Q9）。睡眠の質も変化し、ノンレム睡眠のうち段階3の深い睡眠は減ってきます。これには加齢にともなう生理学的な変化に加え、仕事や家事などの日中の活動量が減少することも影響していると考えられています。

前倒しになった体内時計のずれを戻すには、生活習慣を少し改めてみましょう。早起きをしてもすぐに起きて光を浴びないように、遮光カーテンで太陽光を遮ったり、早朝の外出時にはサングラスをかけたりして、体内時計のスイッチが入るのを遅らせます。

夕食の時間は夜6～7時にして、できれば夕食後に軽い体操などをおこないます。近所にコンビニエンスストアなどがあるなら、時々夕方以降に買い物に行くのもおすすめです。夜の時間帯に明るい店内で光を浴びると体内時計の前進を抑えることが期待できます。

また、散歩やウォーキング、運動は、早朝よりも午後から夕方にするほうがいいでしょう。

このように生活リズムを変えることで、体内時計のずれを減らしたり改善したりできます。極端な早寝早起きで困っているという人は試してみるとよいでしょう。

Q17 不眠で悩んでいたらどの診療科を受診すればいいですか？

寝つきが悪いとか夜中に何度も目が覚めるなどの不眠の症状があり、昼間の生活に支障をきたすときは放っておかずに受診します。この場合は**まず内科などのかかりつけ医に診てもらいましょう。**持病の有無や現在服用している薬の種類、これまでの病歴などをよく知っている医師なら安心です。不眠の原因が内科的な病気によることもあるため、必ずしも睡眠の専門医でなくてもかまいません。軽い不眠であれば、かかりつけ医に睡眠薬を処方してもらい、しばらく様子をみるとよいでしょう。

ただ、**不眠の症状が悪化したり、処方された睡眠薬では効果がなかったりする人は、かかりつけ医に頼んで専門医を紹介してもらいます。**また、睡眠薬を変更したいときも専門医に相談することが望ましいでしょう。

そのほか、いびきがひどいと家族に指摘された場合（↓Q7）や、たびたび悪夢にうなされるとき（↓Q8）、極端な早寝早起きや昼夜逆転など体内時計のリズムの乱れが原因の睡眠障害（→Q24）も専門医を受診したほうがよいでしょう。脚がむずむずして眠れない（→Q25）、睡眠中に脚が勝手に動いてしまう（→Q27）など、不眠の原因となるような症状があるときもやはり睡眠の専門医に診てもらう必要があります。自分で最寄りの専門医を探す場合には、日本睡眠学会認定のホームページの「睡眠医療認定一覧」※で検索できます。

歯ぎしりがひどいと家族から指摘されたり、朝起きたときに顎が疲れていて、歯ぎしりが不眠の原因だと考えられるときは、かかりつけの歯科医に相談しても。専用のマウスピースを装着して眠ると歯ぎしりを緩和し、眠りを改善することが期待できます。これでも改善しない場合は、睡眠専門医に相談しましょう。

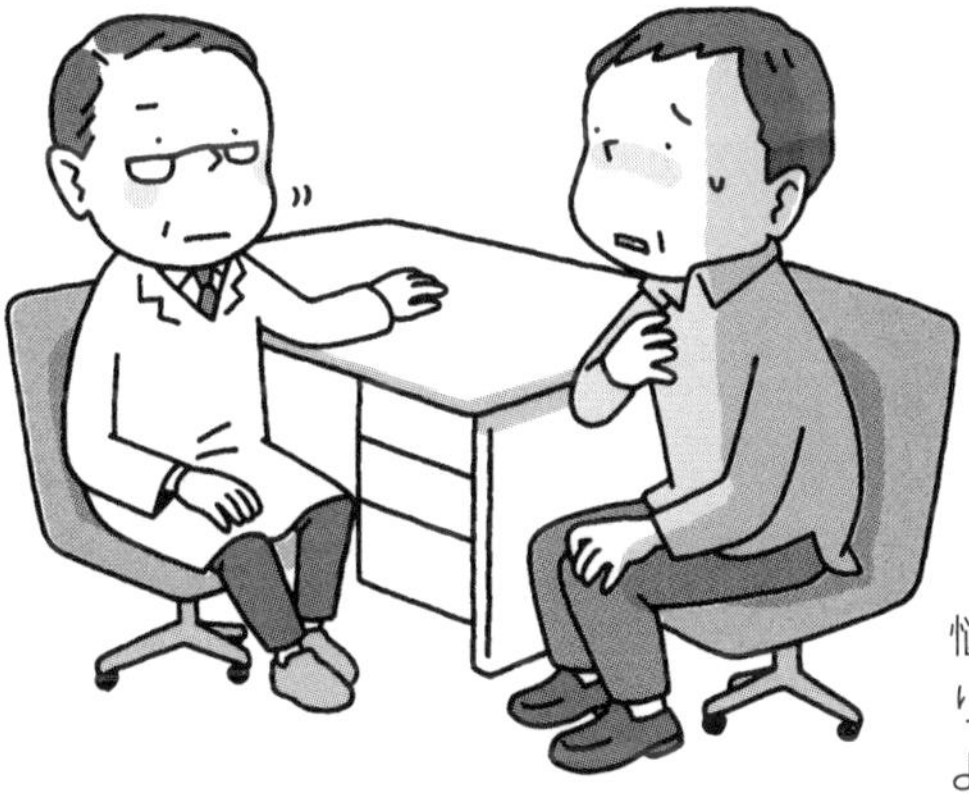

悩む前に、まずはかかりつけ医に相談してみよう

※日本睡眠学会「睡眠医療認定一覧」 https://jssr.jp/list

Q18

不眠でどのくらいの期間悩んだら、診察を受けたほうがいいですか？

1週間のうち3日以上の不眠症状があり、それによって日中の心身に不調がある状態が3ヵ月以上続いていれば「慢性不眠障害」が疑われるので、受診が必要と考えます。短期間（3ヵ月未満）の不眠でも、昼間に眠気や倦怠感がある、意欲や集中力、記憶力が低下している、抑うつやイライラなどの症状があれば早めの治療が必要です。本人が受診をためらっているときは、家族や周囲の人が治療を促すことも大切です。

受診するときには、眠りがどんな状態にあるのか、どんなふうに眠れないのか、不眠になったきっかけは何か、就寝時刻と起床時刻、寝室の環境、持病の有無、服用している薬などの情報について、いつでも答えられるようにしておきます。自分の生活習慣、生活リズムを説明できるようにしておくと診察がスムーズです。就寝時刻・起床時刻、睡眠の状態（ぐっすり眠れた、眠りが浅かったなど）、日中の活動内容を2週間ほど記録した「睡眠日誌※」もあると役立ちますが、必須ではありません。

※国立精神・神経医療研究センターのホームページからダウンロード可能。
https://www.ncnp.go.jp/hospital/sleep-column9.html

3

睡眠障害ってなに?

Q19 睡眠障害とはどのようなものですか？

「睡眠障害」とはひとつの病名ではなく、睡眠に関連するさまざまな病気の総称です。睡眠障害国際分類によると約60種類の睡眠障害がありますが、次のように大きく6つのタイプに分けることができます。

● **不眠症**　なかなか寝つけない（入眠困難）、夜中に何度も目を覚ます（中途覚醒）、朝早く目が覚めて寝られない（早朝覚醒）などによって、仕事の効率を下げたり、生活の質を落としたりします。

● **睡眠関連呼吸障害**　睡眠時に何度も呼吸が停止したり呼吸が浅くなって血液中の酸素が不足し、健康を害します。閉塞性睡眠時無呼吸、中枢性睡眠時無呼吸などの睡眠時無呼吸症候群（↓Q22）が含まれます。

● **中枢性過眠症群**　睡眠関連呼吸障害など睡眠を妨げる病気や睡眠不足がないにもかかわらず、昼間著しい眠気が現れます。過眠症（↓Q28）や、ナルコレプシー（↓Q

29）などが当てはまります。

●概日《がいじつ》リズム睡眠・覚醒障害群　私たちの体内に備わっている体内時計のリズムがずれると、睡眠と覚醒の時間帯が社会生活のスケジュールに適合できなくなります。概日リズム睡眠・覚醒障害（→Q24）には、夜勤など通常なら睡眠をとる時間帯に働くことで不眠や日中過剰な眠気が現れる交代勤務睡眠障害（→Q58）、時差がある海外へ出かけることにより、体内時計のリズムが崩れて眠れなくなったり昼間に過剰な眠気に襲われる時差障害（→Q62）も含まれます。

●睡眠時随伴症群　睡眠中に異常な行動や体験をすることで、どの睡眠段階から生じるかによって症状名が変わります。睡眠中に突然叫び声をあげたり（夜驚症）、寝床から出て走りだすこともある睡眠時遊行症、夜中に目が覚めて無意識に物を食べる（睡眠関連摂食障害）などのノンレム睡眠から生じる睡眠時随伴症、悪夢障害（→Q8）、レム睡眠行動障害（→Q26）などが含まれます。

●睡眠関連運動障害　睡眠中や睡眠前後にからだが動き、睡眠の妨げになる病気です。周期性四肢運動（→Q27）、むずむず脚症候群（→Q25）が当てはまります。睡眠中のこむら返りや歯ぎしりがくり返し生じる病気もここに含まれます。

Q20 「不眠症」と診断される条件とは？

不眠の症状は、なかなか寝つけない「入眠困難（↓Q2）」、夜中に何度も目が覚める「中途覚醒（↓Q3）」、朝早くに目が覚めて、その後眠れない「早朝覚醒（↓Q4）」の3つに大きく分けられます。これらのいずれかの症状が単独に現れることもあれば、複数の症状が重なって現れることもあります。

では、こうした症状があれば即不眠症かというと、そうではありません。Q1でも述べたように、不眠症と診断するには2つの条件があります。

●**条件①** 眠るための機会があり、その環境も適切に整えられているにもかかわらず、入眠障害や中途覚醒などの症状によって、睡眠の量や質が十分ではない状態にあること。

●**条件②** 不眠の症状があるだけでなく、それによって眠気やだるさなどが生じて日中の生活に影響していること。

強い眠気や倦怠感、意欲・気力の低下などにより、昼間の仕事や学業などに支障をきたす状態が週3日以上あり、それが3ヵ月未満の場合を短期不眠障害、3ヵ月以上続いている場合は慢性不眠障害と診断されます。

原因が特にない、あるいは思い当たる病気などがないという不眠が「不眠症」の典型であると考えられています。精神的なストレスがきっかけになって起こることが多いと考えられ、ストレス要因は消えているのに「今夜も眠れないかも」と不安になり、眠らなくてはと寝床の中で緊張し、余計に眠れなくなるという悪循環に陥ります。

しばらく眠れない状態が続いてもあまり気にしなければ、いつの間にか自然に治る人も多いのですが、気にするあまり眠れない状態が慢性的に続いて次第に悪化し、昼間の体調に影響が出てしまう人もいます。こうなると、専門医による治療が必要です。

ひとくちに不眠といっても症状や原因によってさまざまです。

自分の不眠にはどんな症状があり、どんな困りごとがあるのか、また持病や既往歴、服用している薬が関係していないかチェックし、診察時に伝えて、診断の手がかりにします。

Q21 不眠症はどのような検査がありますか？

不眠は自覚症状であり、けがのように患部が目にみえません。そのため、患者さんの訴えが重要な手がかりになります。不眠には「他覚的不眠」と「自覚的不眠」の2つの種類があります。他覚的不眠とは、本人だけでなく、家族や周囲の人からみても明らかに眠っておらず、後述する終夜睡眠ポリグラフ検査でも睡眠時間は短くなっているものです。他覚的不眠は身体的な悪影響も大きく、遺伝的な原因による場合や、何らかの病気が原因になっているものもあります。

一方、自覚的不眠は本人が「全然眠れない」とか「昨夜も1時間しか寝られなかった」などと訴えている場合でも、家人からみると、寝息を立てており、検査でもちゃんと眠っている状態が確認できるというものです。このように、本人の自覚症状だけに頼ってしまうと両者の鑑別ができなくなってしまいます。

不眠症を診断するにはまずは問診をおこなって、本人から眠りの状況などを詳しく聞き取ります。医療機関によっては多くの質問が用意されていて、診察の予約時に問診票への記入をすすめているところもあります。このように詳しい問診をおこなうことで診断が可能なこともありますが、症状によってはほかにも次のような検査で不眠の症状や原因を詳しく調べます。

● **簡易呼吸モニター検査**　睡眠時無呼吸との鑑別のために調べるものです。

● **終夜睡眠ポリグラフ検査（PSG検査）**　1泊2日の入院でおこなう検査です。睡眠中の脳波や眼球運動、心電図、筋電図、呼吸曲線やいびき、動脈血酸素飽和度などを一晩測定します。主に睡眠中の異常現象による不眠が疑われる場合におこなわれます（↓Q23）。

● **血液検査**　糖尿病などの持病の有無、肝機能や腎機能、甲状腺ホルモン、副腎皮質ホルモンなどの各種ホルモンの異常など、不眠の原因となる病気がないかを調べます。

医療機関での検査ではありませんが、脳波やいびき、睡眠の深さ、呼吸状態などを**自宅で計測できるウェアラブル端末**も多数出ています。自宅でウェアラブル端末を使って計測し、その結果を医療機関に見せたうえで診察を受けるのも効果的です（↓Q61）。

Q22 睡眠時無呼吸症候群は、どんな病気ですか？

「睡眠時無呼吸症候群」とは、**睡眠中に起こる頻回な呼吸の停止ないしは呼吸量の減少**を指します。その発生のしくみによって「閉塞性」と「中枢性」がありますが、ほとんどは閉塞性です。

「閉塞性睡眠時無呼吸症候群」が起こるしくみは、左図にあるように睡眠中にのどの筋肉が弛緩して舌根《ぜっこん》の周辺などが落ち込み、気道を塞ぐことによります。そのせいで寝ている間に一時的に呼吸が止まる状態がくり返されます。その特徴は、なんといっても激しいいびきをかくこと。あえぐように息苦しそうないびきをかいていたかと思うと、急にいびきがピタッとやみます。このとき一時的に呼吸が止まり、無呼吸になっているのです。そして再びいびきをかいては止まるという状態を一晩中くり返します。

家族からいびきがひどくてうるさいとか、苦しそうにしているなどと指摘された人は、閉塞性睡眠時無呼吸症候群を疑ってみる必要があります。

閉塞性睡眠時無呼吸症候群のメカニズム

正常な場合

睡眠中はのどの筋肉が緩み、舌根が落ち込み、気道が狭くなる。しかし、気道が塞がるほどではないので、呼吸に問題はない。

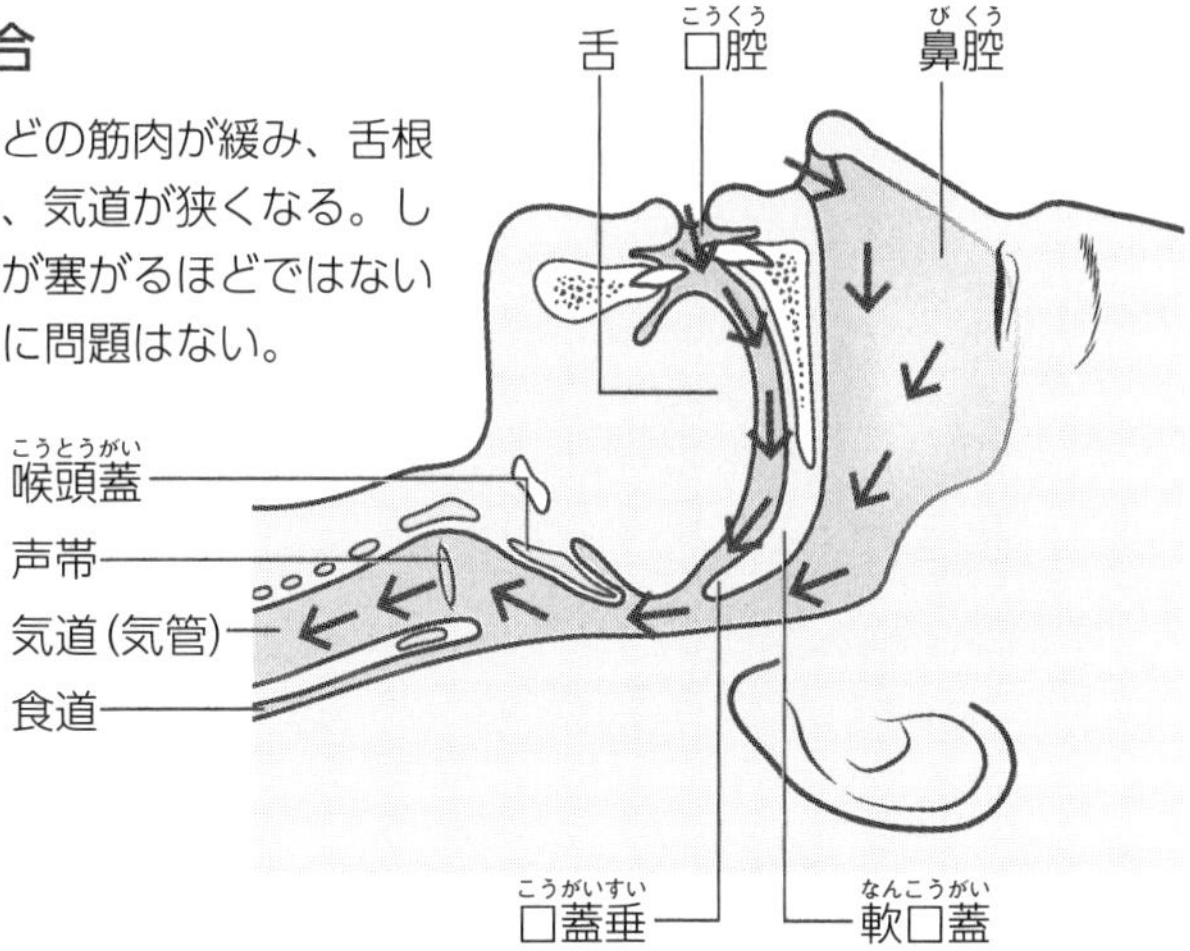

閉塞性睡眠時無呼吸症候群の場合

肥満や扁桃腺肥大などで、もともと気道が狭くなっている場合、筋肉が緩んで舌根や口蓋垂、軟口蓋が落ち込むと、完全に気道が塞がってしまい、無呼吸になる。

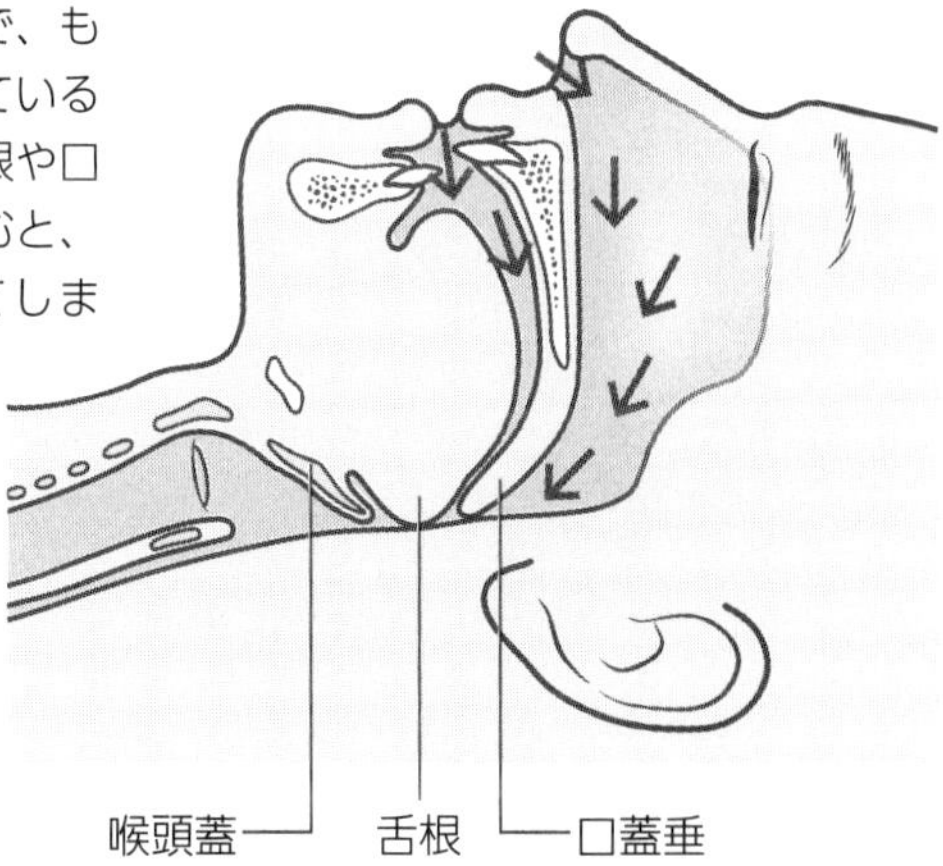

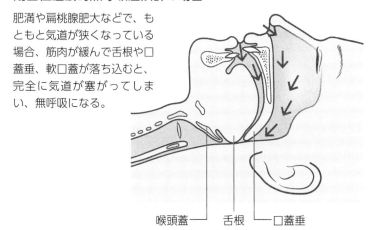

●激しいいびきと日中の眠気がある人は受診を

閉塞性睡眠時無呼吸症候群では呼吸が止まるたびに覚醒するため、眠りが浅くなっています。そのため、重症の患者さんの約3割が昼間に強い眠気を感じています。ただ、夜間にしょっちゅう覚醒している自覚がなく、眠気の原因に気づいていない人が大半です。居眠り運転と関連した重大な運転事故を引き起こした人が、じつは閉塞性睡眠時無呼吸症候群であったという例も少なくないことから、決して放っておいてよい状態ではありません。

肥満している人やあごが小さい、もしくは下あごが後退気味の人などは、閉塞性睡眠時無呼吸症候群になりやすい傾向があります。このような特性があって、しかも激しいいびきに加え、昼間に眠気がある人は検査を受けることをおすすめします。

●閉塞性睡眠時無呼吸症候群は重大な病気のリスクを高める

睡眠中に何度も呼吸が止まると血中の酸素が少なくなり、血管にも異常を引き起こして動脈硬化が促され、高血圧の原因になります。呼吸が停止すると循環動態にも変化が及ぶため、心筋梗塞、心不全、脳血管障害などの原因にもなります。血糖値を下げるインスリンの効きが悪くなって糖尿病のリスクも高まります。1時間に30回以上、無呼吸や低呼吸が生じている重症の人が治療せずにいると死亡率が高くなることがわかっています。

なりやすい人と主な症状

こんな人がなりやすい

- 太っている
- あごが小さい・細い
- 閉経後の女性
- 下あごが引っ込んでいる
- 舌が大きい
- 扁桃腺が大きい
- 気道が細い
- 甲状腺機能低下症

主な症状

- ひどいいびき
- 不眠症状
- いびきに続いて10秒間以上呼吸が止まる
- 息がつまる
- 日中とても眠い

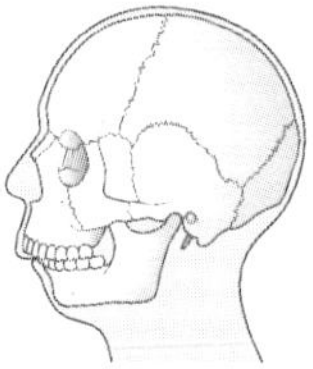

下あごが小さい

放っておくとからだに悪影響を及ぼす

からだへの悪影響

高血圧
糖尿病
心筋梗塞　など

睡眠への悪影響

睡眠が分断されやすく浅くなる

睡眠時間が短くなる

生活への悪影響

いびきという騒音で家族が不仲に！

判断力や集中力が鈍くなったり、居眠りしたりして事故やトラブルを起こすことも

Q23 閉塞性睡眠時無呼吸症候群の検査にはどんなものがありますか？

問診で昼間の眠気の程度を確認します。**「エスワープ眠気尺度」**という尺度を使って自覚的な眠気の水準を判定します。睡眠中のいびきや呼吸停止の様子は本人ではわからないため、家族や周囲の人からの情報が参考になります。次におこなわれるのが**「パルスオキシメーター検査」**です。「パルスオキシメーター検査」は、医療機関で専用のパルスオキシメーターを借り、一晩指先につけて検査します。この検査で閉塞性睡眠時無呼吸症候群が疑われるときは、1泊2日の予定で入院し、**「終夜睡眠ポリグラフ検査」**を受けることになります。全身にモニター用の電極、センサーをつけて睡眠中の呼吸や脳波、眼球運動、心電図、筋電図などを測定します。

検査の結果、睡眠1時間あたり無呼吸や低呼吸（10秒以上、換気が50％以下）が15回以上ある場合、または睡眠1時間あたり5回以上の無呼吸と低呼吸があり、かつ日中の眠気や倦怠感などの症状がある場合に、閉塞性睡眠時無呼吸症候群と診断されます。

「終夜睡眠ポリグラフ検査」で診断する

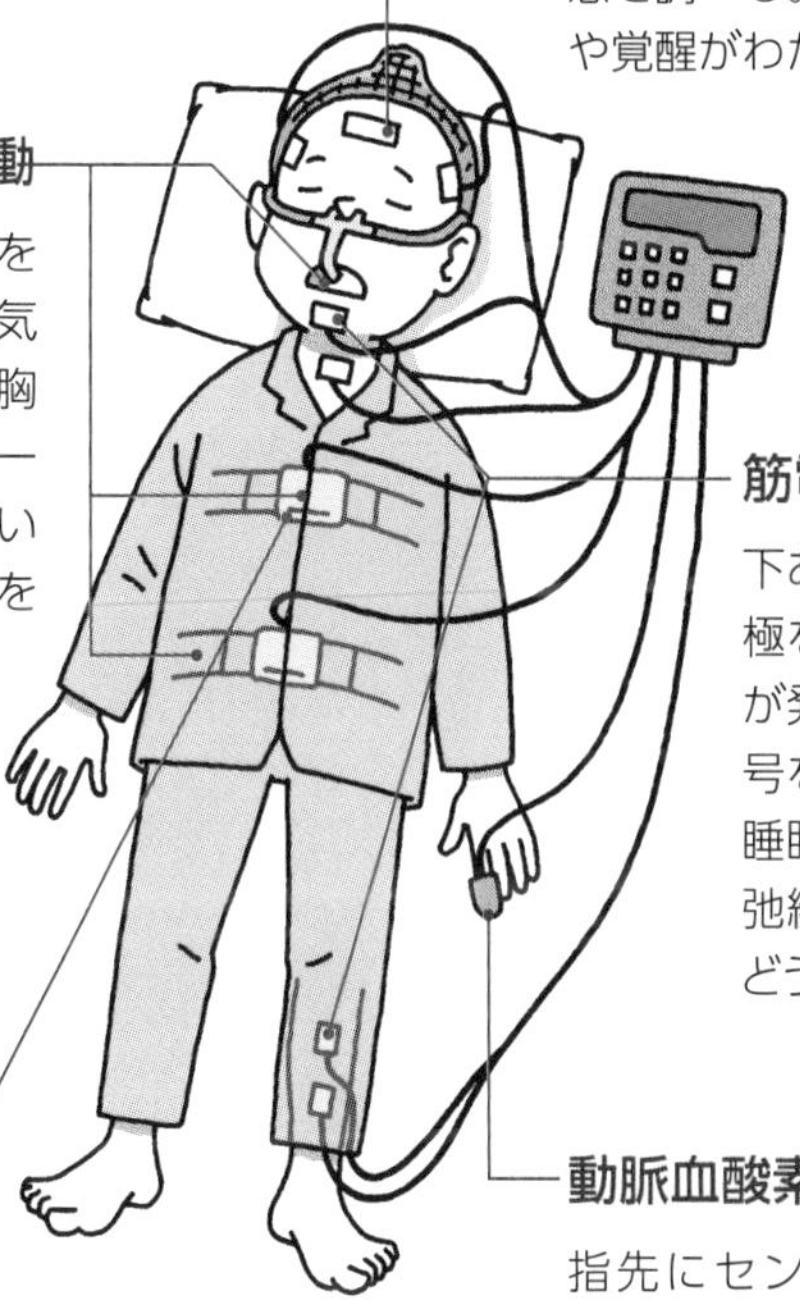

脳波

頭皮に電極を貼って眠る。脳の神経細胞が発する微弱な電気信号を増幅して記録し、脳の活動状態を調べる。睡眠の深さや覚醒がわかる。

呼吸気流・呼吸運動

鼻の下にセンサーをつけ、呼吸時の空気の流れを調べる。胸部と腹部にセンサー付きのベルトを巻いて、呼吸時の動きを調べる。

筋電図

下あごなどに電極を貼り、筋肉が発する電気信号を記録。レム睡眠時に筋肉が弛緩しているかどうかを調べる。

心電図

胸に電極を貼り、心臓内で発生する微弱な電流を記録。睡眠中の不整脈など、心臓の異常の有無を調べる。

動脈血酸素飽和度

指先にセンサーを装着し、動脈を流れる血液中の酸素濃度を調べる。低呼吸や無呼吸があると、酸素濃度が低下する。

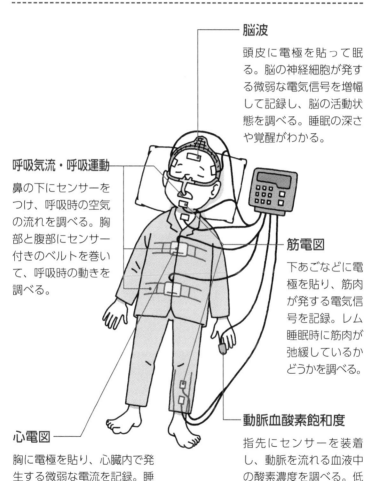

Q24 体内時計のリズムが崩れるとどうなりますか？

私たちは夜になると同じような時間に眠くなり、そして朝には同じくらいの時間に目覚める生活を送っています。会社や学校に行かなくてはという社会的因子も関係していますが、体内時計によって睡眠と覚醒、体温調節、ホルモン分泌などが一定のリズムを刻み、約24時間周期でくり返されています。これを「概日《がいじつ》リズム」といいます。

ところが、**概日リズムが乱れると適切な時間帯に睡眠をとり、起床するのが難しくなり、社会生活に支障をきたすようになります。**これが「概日リズム睡眠・覚醒障害」です。概日リズム睡眠・覚醒障害には、睡眠時間帯が極端に後ろにずれる「睡眠相後退症候群」、睡眠時間帯が著しく前倒しになる「睡眠相前進症候群」、睡眠時間が毎日少しずつ後方へずれる「非24時間睡眠覚醒症候群」、昼夜関係なく寝たり起きたりをくり返す「不規則型睡眠覚醒パターン」の4つのタイプがあります。また、環境的な影響で起こるリズム障害には「時差障害」「交代勤務睡眠障害」の2つがあります。

概日リズム睡眠・覚醒障害とは

正常な睡眠

毎日ほとんど同じ時刻に目が覚め、同じ時刻に眠くなる。

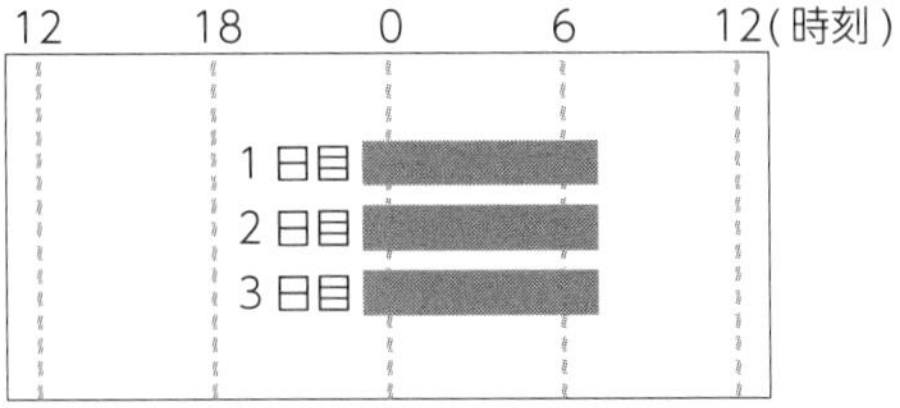

睡眠相後退症候群

明け方近くまで眠れず、昼近くや昼過ぎにならないと起きられない。

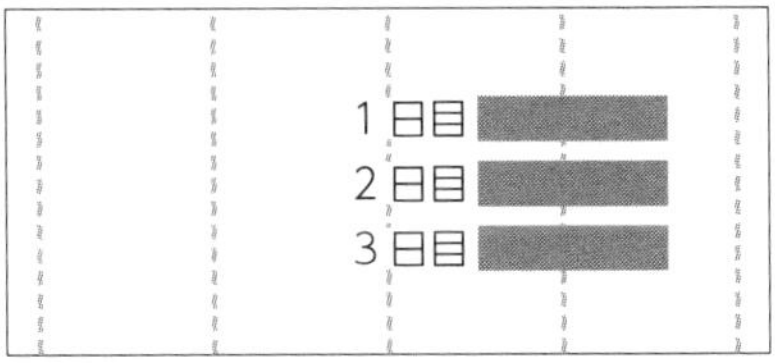

非24時間睡眠覚醒症候群

眠る時刻と起きる時刻が少しずつ後ろへずれてしまう。

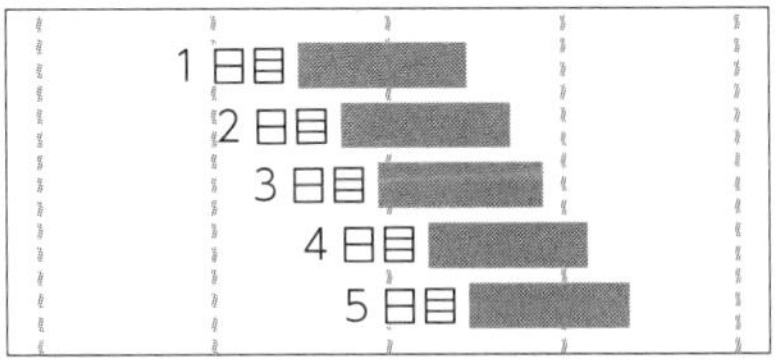

睡眠相前進症候群

夜早い時間から眠くなり、深夜から早朝にかけて目が覚めてしまう。

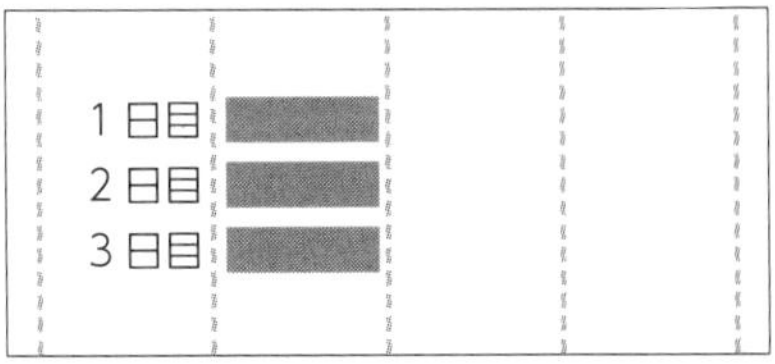

不規則型睡眠覚醒パターン

睡眠と覚醒の時間帯が不規則で、昼夜を問わずとぎれとぎれに眠る。

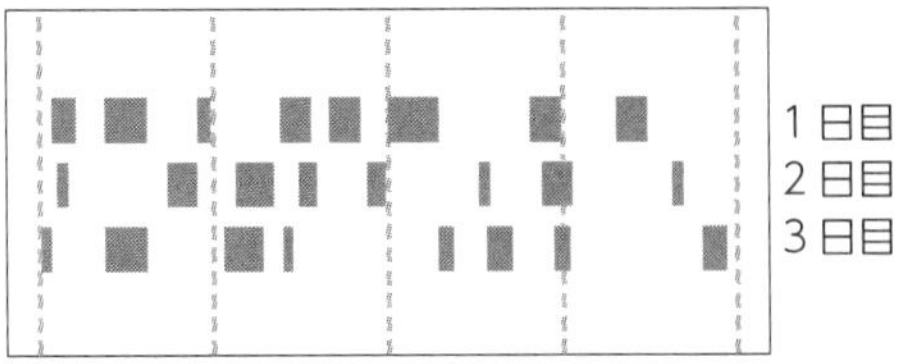

Q25

睡眠中、脚がむずむずして眠れません

主に夜間安静にしているときに、足首やふくらはぎ、太ももにかけて虫がはうような、むずむずとした不快な症状が現れる場合は**「むずむず脚症候群（レストレスレッグス症候群）」**が疑われます。こうした不快な症状は日中、座っているときなどに起こることもありますが、夕方から夜間にかけて症状が悪化します。からだを動かしたり歩き回ったりすると症状は軽減されますが、寝床に入っていざ寝ようとすると症状が現れるため寝つきが悪くなったり、夜中に目が覚めたときに症状が出ると、再入眠が障害されます。

さらに、むずむず脚症候群のある人の50～80％は「周期性四肢運動（→Q27）」を合併し、その症状が重なってひどい不眠になってしまうこともあります。

● **原因は鉄不足や脳の機能障害など**　むずむず脚症候群は3対2の割合で男性より女性に多くみられ、どの年代でも起こり得ますが、重症者は高齢者に多いようです。

詳しい原因はわかっていませんが、ドパミンという脳の神経伝達物質の働きが障害されるためと考えられています。ドパミン合成の材料となる鉄が不足している人、腎機能障害や関節リウマチのある人、妊娠中の人によくみられます。末梢神経の異常やパーキンソン病などの中枢神経系の病気が関係していることもあります。また、むずむず脚症候群が起こりやすい体質が遺伝することも明らかになっています。

●問診で4つの症状を確認する

むずむず脚症候群が疑われるときは、問診で以下の4つの特徴的な症状があるかを確認します。

①感覚異常とともに強く脚を動かしたいという欲求が存在する
②安静状態で症状が発現もしくは増悪する
③からだ（四肢）を動かすことにより改善する
④症状は夕方～夜間に発現もしくは増悪する

周期性四肢運動の合併が疑われるときは、終夜睡眠ポリグラフ検査（→Q23）もおこないます。

さらに重症度を調べるスケール（→図6）に基づいて問診をおこない、その点数によって軽症・中等症・重症・最重症に分類されます。

図6　むずむず脚症候群の重症度スケール

該当する程度の点数に○をしてください。

1 この1週間を全体的にみて、むずむず脚症候群による脚や腕の不快な感覚は、どの程度でしたか?

とても強い	4点	中程度	2点	全くない	0点
強い	3点	弱い	1点		

2 この1週間を全体的にみて、むずむず脚症候群の症状のために動き回りたいという欲求はどの程度でしたか?

とても強い	4点	中程度	2点	全くない	0点
強い	3点	弱い	1点		

3 この1週間を全体的にみて、むずむず脚症候群による脚または腕の不快な感覚は、動き回ることによってどの程度おさまりましたか?

全くおさまらなかった	4点	全くなくなった。またはほぼなくなった	1点
少しおさまった	3点	むずむず脚症候群による症状はなかった	0点
ある程度おさまった	2点		

4 むずむず脚症候群の症状による睡眠の障害はどの程度ひどかったですか?

とても重い	4点	中程度	2点	全くなし	0点
重い	3点	軽い	1点		

5 むずむず脚症候群の症状による昼間の倦怠感または眠気はどの程度ひどかったですか?

とても重い	4点	中程度	2点	全くなし	0点
重い	3点	軽い	1点		

⑥ 全体的に、むずむず脚症候群は、どの程度ひどかったですか？

とても重い	4点	中程度	2点	全くない	0点
重い	3点	軽い	1点		

⑦ むずむず脚症候群は、どの程度の頻度で起こりましたか？

とても頻繁(1週間に6～7日)	4点	たまに(1週間に1日)	1点
頻繁(1週間に4～5日)	3点	全くない	0点
時々(1週間に2～3日)	2点		

⑧ むずむず脚症候群の症状があったとき、平均してどのくらいの時間持続しましたか？

とても重い(24時間のうち8時間以上)	4点	軽い(24時間のうち1時間未満)	1点
重い(24時間のうち3～8時間)	3点	全くなし	0点
中程度(24時間のうち1～3時間)	2点		

⑨ この1週間を全体的にみて、むずむず脚症候群の症状は、日常的な生活をするうえで、どの程度影響しましたか？ 例えば家族との生活、家事、社会生活、学校生活、仕事などについて考えてみてください。

とても強く影響した	4点	中程度影響した	2点	全くなし	0点
強く影響した	3点	軽く影響した	1点		

⑩ むずむず脚症候群の症状によって、例えば腹が立つ、ゆううつ、悲しい、不安、イライラするといったような気分の障害はどの程度ひどかったですか？

とても重い	4点	中程度	2点	全くない	0点
重い	3点	軽い	1点		

該当した点数の合計により、以下のように分類されます。

～10点	軽症	21～30点	重症
11～20点	中等症	31点～	最重症

［『睡眠障害の対応と治療ガイドライン』(じほう)より］

Q26 レム睡眠行動障害は高齢者に多いと聞きました

レム睡眠行動障害とは、レム睡眠期で夢をみている最中に、いきなり大声で寝言をいったり奇声を発したり、ときには殴ったり蹴ったりといった暴力的な行動が現れることを特徴とする睡眠障害です。暴れるせいでベッドから落ちたり、起き上がって暴れてどこかにからだをぶつけたりしてけがをすることがあります。また、隣で寝ているベッドパートナーを殴ったり蹴ったりしてけがをさせてしまうこともあります。

レム睡眠行動障害はいわゆるレム睡眠中の「寝ぼけ」の状態です。

● **原因** 本来、レム睡眠中には脳が活発に活動している一方、筋肉は弛緩しており、からだを動かすことはできません。ところが、何らかの原因で筋肉が緊張し、からだを動かせる状態になってしまいます。すると**レム睡眠中には夢をみているため、その夢の内容に沿った行動をとり、大声を出したり暴れたりする**のです。

レム睡眠行動障害は加齢にともなって増加し、特に**60歳以降の男性に多く**生じます。こうした異常な行動は夜間の後半に多く、からだをゆすったり大きな声で呼びかけたりするとパッと目を覚まし、おさまります。ただ、この病気は自然に治ることはないため、放っておくと徐々に進行して症状が悪化していきます。

最初は大きな寝言くらいだったのに、しだいに手足を動かしたり暴れたりするようになり、頻度も増えてきます。

●治療　抗てんかん薬の一部、ドパミン神経活動を促進する薬剤、メラトニンなどが有効です（ただし保険適用はなし）。そのほか、けが防止の対策として、寝室の環境を整えます。ぶつかったり転んだりしてけがをしないように、寝室にはあまり余計なものを置かないようにしましょう。転落を防ぐにはベッドを避け、ふとんやマットなど低い位置に寝床を用意します。同室で寝る家族にけがの心配があるときは、寝具を離して距離を保つか寝室を分けるようにしましょう。

●パーキンソン病やレビー小体型認知症との関連　レム睡眠行動障害は、パーキンソン病やレビー小体型認知症などの神経疾患の前ぶれ症状として現れることがあります。そのため、睡眠時の異常行動を診断・治療する際には、こうした病気への移行がないかどうか注意深く経過観察することが必要です。

Q27 周期性四肢運動とはどんな病気ですか？

周期性四肢運動はむずむず脚症候群（↓Q25）と同じく、**眠っているときに下肢に症状が現れる病気**で、**高齢者に多く**みられます。**足首やひざなどが、自分の意思と関係なく勝手にピクンピクンと蹴るような動きをします。**5～90秒周期で発生し、自分では自覚がないものの夜中に何度も目が覚めて眠りが浅くなってしまいます。そのため、熟睡感が得られなかったり、昼間に強い眠気が出たりする原因になります。特にむずむず脚症候群と周期性四肢運動が合併した場合はひどい不眠

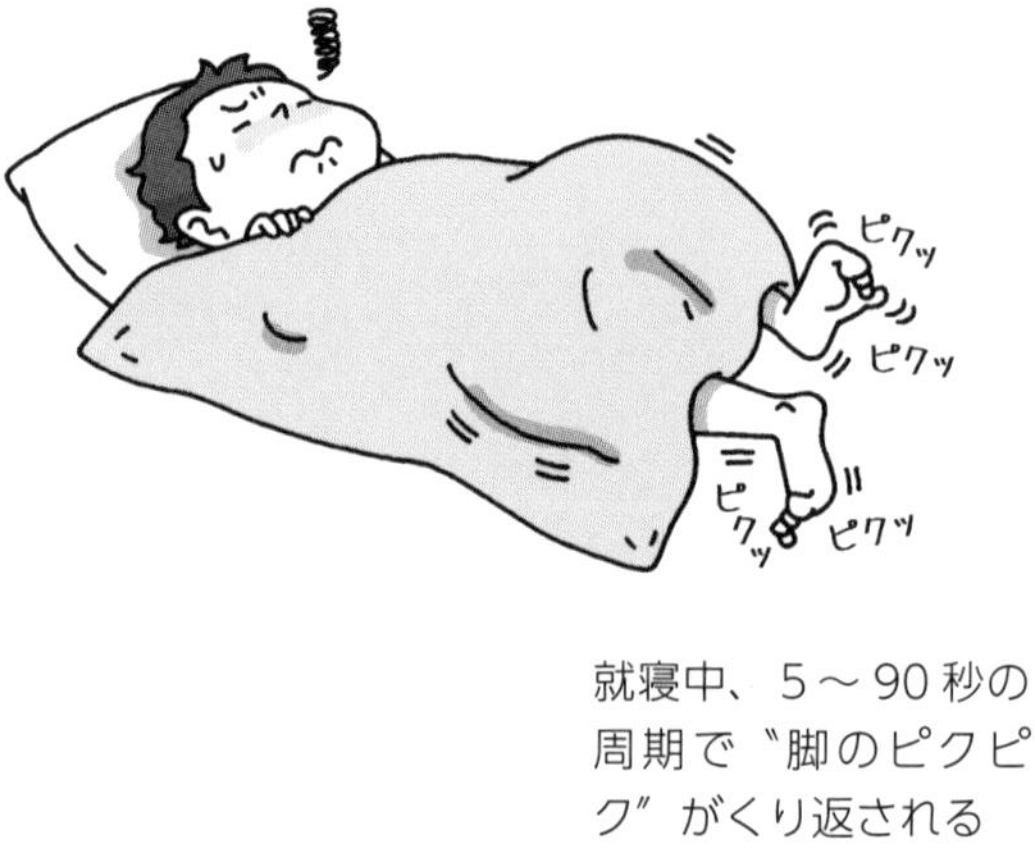

就寝中、5～90秒の周期で〝脚のピクピク〟がくり返される

になりがちです。

周期性四肢運動はむずむず脚症候群と合併することが多く、発生原因もむずむず脚症候群と似ています。睡眠中にはからだが自動的に動かないように脳から指令が出ていますが、神経伝達物質のドパミンの働きが障害されると、その指令が正常に伝わらず脚が周期的に動いてしまうのです。ドパミン神経の機能障害が関連しており、パーキンソン病や腎機能障害があると起こりやすくなります。

問診で症状を詳しく聞き、終夜睡眠ポリグラフ検査（↓Q23）で診断を確定します。一緒に寝ている家族に就寝中の様子を聞くこともあります。治療にはドパミン作動薬が有効です。鉄不足の場合には鉄剤を併用します。

どうして金縛りになるの？

寝入りばなや夜中の中途覚醒のときなど、意識ははっきりしているのに、からだを自由に動かせなくなったという経験がある人もいるでしょう。いわゆる金縛りです。こう呼ぶと心霊現象を想像しますが、レム睡眠時に起こる「睡眠麻痺」という状態です。レム睡眠中、脳は活発に活動し、眼球も動いていますが、運動指令は遮断されています。そのため、この状態で目を覚ますと、からだが動かせずあせるのです。誰にでも起こる現象なので心配は無用です。

Q28 過眠症とはどんな病気ですか?

睡眠障害は眠れない悩みだけだと思われがちですが、それとは逆に起きて活動しなければならない時間帯に強い眠気に襲われてしまう「過眠」の症状も含まれます。

過眠の原因は大きく3つあります。

●**睡眠不足**　不眠症（↓Q20）や睡眠時無呼吸症候群（↓Q22）、むずむず脚症候群（↓Q25）、周期性四肢運動（↓Q27）などによる睡眠不足が原因となるものです。

この場合の過眠は、寝不足の原因となっている病気を治療して夜間の睡眠不足を改善すると、昼間の眠気も解消されます。

●**治療で服用している薬**　抗ヒスタミン作用のある抗アレルギー薬、抗不安薬、抗うつ薬、抗精神病薬などには副作用として眠気や過眠が起こるものがあります。高齢者では薬を代謝する機能が低下して、服用した薬が長時間体内に残り、昼間にも眠気を起こさせることがあります。薬が原因だと考えられるときは、勝手に服用をやめずにまずは医師に相談しましょう。

● 中枢性過眠症　ナルコレプシー（→Q29）や特発性過眠症、クライネ－レビン症候群（反復性過眠症・周期性傾眠症）など中枢性過眠症と呼ばれる病気によるものです。

夜間に十分な睡眠をとっているにもかかわらず、昼間にあらがいがたい非常に強い眠気が起こり、それによって仕事や学業などに支障をきたしている場合に疑われます。これらは脳の覚醒を維持する働きが障害されて起こります。そのため、夜間にどれだけたっぷり睡眠をとっても、日中に強い眠気に襲われます。居眠りをくり返したり、仕事でミスを頻発したりするせいで周囲からは怠けているとかやる気がないなどと思われ、困った状況に追い込まれてしまう人もいます。こうした事態になる前にできるだけ早く受診して、治療することが大切です（→Q51）。

ほかにも、髄膜炎や頭部の外傷が引き金となって過眠症が起こることもあります。過眠症が疑われるときは、終夜睡眠ポリグラフ検査（→Q23）をおこなって夜間の睡眠状態を確認したうえで、翌日の日中に反復睡眠潜時検査（ＭＳＬＴ）で睡眠状態を調べ、眠りに入るまでの時間を指標として眠気の強さを評価します。

Q29 ナルコレプシーとはどんな病気ですか？

「ナルコレプシー」は過眠症のひとつです。10代を中心に若年期に発症することが多い病気で、**日中に突如耐えがたい眠気に襲われ、寝入ってしまう「睡眠発作」という特徴的な症状**がみられます。食事中であろうが、仕事中や試験中だろうが時と場所を選ばず、**いきなり睡眠発作が起こって5〜20分ほど寝入ってしまうため、社会生活が著しく妨げられます。**短い睡眠ののち、目覚めるとふつうの状態に戻ります。そのため、事情を知らない人からは居眠りやサボりだと誤解されてしまいます。

また、ナルコレプシーのある人は昼夜に関係なく、寝入った直後にレム睡眠に入りやすいという特徴があります。その影響で「入眠時幻覚」といって寝入りばなに恐怖を伴う幻覚（夢の映像がみえる）をみることがあります。

さらに、レム睡眠期に「睡眠麻痺」によってまるで金縛りにあったかのようにからだを動かそうとしても動けないとか、声を出したいのに出せないという状態になることもあります。

「情動脱力発作（カタプレキシー）」と呼ばれる筋肉の脱力は極めて特徴的な症状です。脱力の程度には個人差がありますが、爆笑したり驚いたり、激怒したりするなど強い感情が引き金となって突然脱力が起こり、数秒程度で自然に回復します。その間、意識や記憶は保たれますが、ひざの力が抜けたり腰が抜けたりして立てなくなってしまいます。人によっては、あごの力が抜けてろれつが回らなくなります。

「夜間熟眠障害」によって夜の眠りが浅く、ぐっすり眠った気がしないという症状もみられます。ほかにも、「自動症」といって眠気をがまんしているとき、ふだんやっている行動を無意識に実行することがあります。なぜ、そんな行動をしたのか、理由や内容を覚えていないこともあります。

ナルコレプシーの原因は、覚醒状態を保つのに必要なオレキシンという神経伝達物質を産生する神経細胞の変性や脱落と考えられています。

診断には特徴的な症状を確認し、終夜睡眠ポリグラフ検査（→Q23）や反復睡眠潜時検査（MSLT）をおこないます。

改善法はQ51をごらんください。

Q30 睡眠障害は生活習慣病やがんに影響があると聞きました

睡眠不足は心身にさまざまな影響をおよぼします。睡眠にはそもそも脳とからだを休ませて心身の疲労を回復させる役割があるわけですから、不足すれば疲労が積み重なって不調を招くのは当然のことです。中高年になると肥満をはじめ、高血圧、糖尿病、慢性腎臓病、狭心症・心筋梗塞、脳卒中といった生活習慣病が増え、がんなどの発生も増加してきますが、睡眠不足もその一因であることがわかっています。

まず、**寝不足が続くと肥満が助長されがちです**。寝不足だと疲れやすくなり、やせるものだと思っている人もいますが、じつは逆です。睡眠時間が短いと、レプチンという食欲を抑制するホルモンの分泌が減ります。一方で食欲を増進させるグレリンというホルモンが増えます。その結果、食欲が増して食べすぎてしまい肥満を招くことになるのです。特に働き盛りの世代は仕事や家事、育児などで多忙をきわめて睡眠時間が削られ、寝不足になりがちで、それが肥満を助長しています。また、残業などで夜の遅い時間に夕食を食べる人も多く、これも太る原因になります。加えてグレリンのせいで食欲が増して、遅い時間にもかかわらずドカ食いしてますます太るのです。

そして**肥満は「閉塞性睡眠時無呼吸症候群**（→Q22）」**の原因になる**点も要注意です。睡眠中に気道が塞がって呼吸停止をくり返す病気で、肥満はこの閉塞性睡眠時無呼吸症候群の発症と悪化に大いに関与しています。しかも閉塞性睡眠時無呼吸症候群になると夜中に何度も覚醒して眠りが妨げられ、睡眠状態がさらに悪化します。

また、慢性的な寝不足は高くなった血糖値を下げる「耐糖能」という機能を低下させ、血糖値を上昇させます。血糖値が高い状態が続くと糖尿病を発症しやすくなります。さらに、糖尿病は肥満とも深い関係があります。**睡眠不足による肥満、そして耐糖能低下が重なることで糖尿病のリスクが高く**なるのです。

血圧も睡眠不足によって高くなることがわかっています。血圧は自律神経によってコントロールされており、深い睡眠中には血圧が下がるようになっています。ところが、睡眠不足が続くと自律神経のバランスが乱れ、交感神経の働きが優位になって夜間、睡眠中の血圧が下がりにくくなり、高血圧につながります。

肥満、糖尿病、高血圧のいずれかがある、あるいは重なってくると、さらに深刻な病気のリスクが増します。この3つは動脈硬化を促し、脳や心臓の重要な血管を詰まらせたり、狭めたりして脳卒中や狭心症、心筋梗塞の危険を高めます。

アルツハイマー型認知症と不眠・睡眠不足の関係が気になる人も多いでしょう。アルツハイマー型認知症は、脳神経細胞にアミロイドβという老廃物が蓄積することが原因と考えられていますが、その老廃物排出には睡眠が関係しています。睡眠中にアミロイドβが回収・排出されるのですが、**睡眠不足だと**うまく排出されず、**アルツハイマー型認知症の発症に**つながるという指摘もあります。

さらに、アルツハイマー型認知症の人はアミロイドβの蓄積によって深い睡眠が妨げられ、余計にアミロイドβの蓄積が促されることになります。その結果、アルツハイマー型認知症がいっそう進行する可能性があります。

ほかにも**がん**や**過敏性腸症候群、うつ病**（→Q31）**などが睡眠不足と関連**があることが明らかになっています。現在、不眠や睡眠障害を早期に発見し、適切に治療することで生活習慣病などのリスクをどの程度下げられるかが、重要な課題となっています。すでに生活習慣病になっている人は睡眠不足を改善しないと、病気を良好にコントロールできないこともわかっています。

睡眠不足が原因となりうる主な病気

糖尿病

耐糖能の低下、インスリンの効きが悪くなる。血糖値を上昇させる糖質コルチコイドの過剰な分泌などで糖尿病を発症しやすくなる。

高血圧

自律神経の働きが乱れ、夜間の血圧が下がらず高血圧になりやすい。特に夜間や早朝の高血圧は脳卒中や心筋梗塞のリスクを高める。

がん

睡眠不足により免疫機能の低下、がんの発生を促す慢性炎症や細胞へのストレスなどが強まるとされている。

脳卒中

脳卒中は血圧上昇が引き金になりやすい。睡眠不足の人は交感神経が緊張して夜間でも血圧が下がりにくいため、発作の引き金に。

うつ病

睡眠不足によってコルチゾールというホルモンが過剰に分泌されると、抑うつ状態やうつ病になりやすい。また、うつ病による不眠も多い。

心筋梗塞

高血圧や糖尿病があると冠動脈の動脈硬化が進行し、血管が詰まりやすくなる。寝不足による疲労やストレスが引き金になることも。

認知症

アルツハイマー型認知症には睡眠不足による脳の老廃物の排出障害が関与。また、認知症にともなう器質性精神障害は睡眠障害を起こしやすい。

Q31

不眠はうつ病と関係がありますか？

不眠はさまざまな精神疾患において初期によくみられる症状のひとつです。うつ病においても不眠は重要なサインであり、うつ症状と同時に不眠がみられる人が約4割、うつ症状が現れる前に前ぶれ症状として不眠が起こる人が約4割いるといわれています。また、不眠の状態が1年以上続くとうつ病の発症率が高くなります。それほど**不眠とうつ病は深い関係があります**。

不眠症の場合、通常は寝つきが悪くなる「入眠困難」から始まり、次いで夜中に何度も目が覚める「中途覚醒」を経て、ぐっすり眠れた気がしない「熟眠障害」に進むという経過をたどるのが一般的ですが、うつ病ではこれらが短期間で急激に悪化し、ほぼ同時期に現れる特徴があります。ただ、双極性障害でうつ状態にあるときや、うつ病の種類によっては不眠ではなく、何時間寝ても起き上がれないとか、眠くてしかたないなど過眠の症状が現れることもあります。

いくつもの不眠症状が同時に起こる

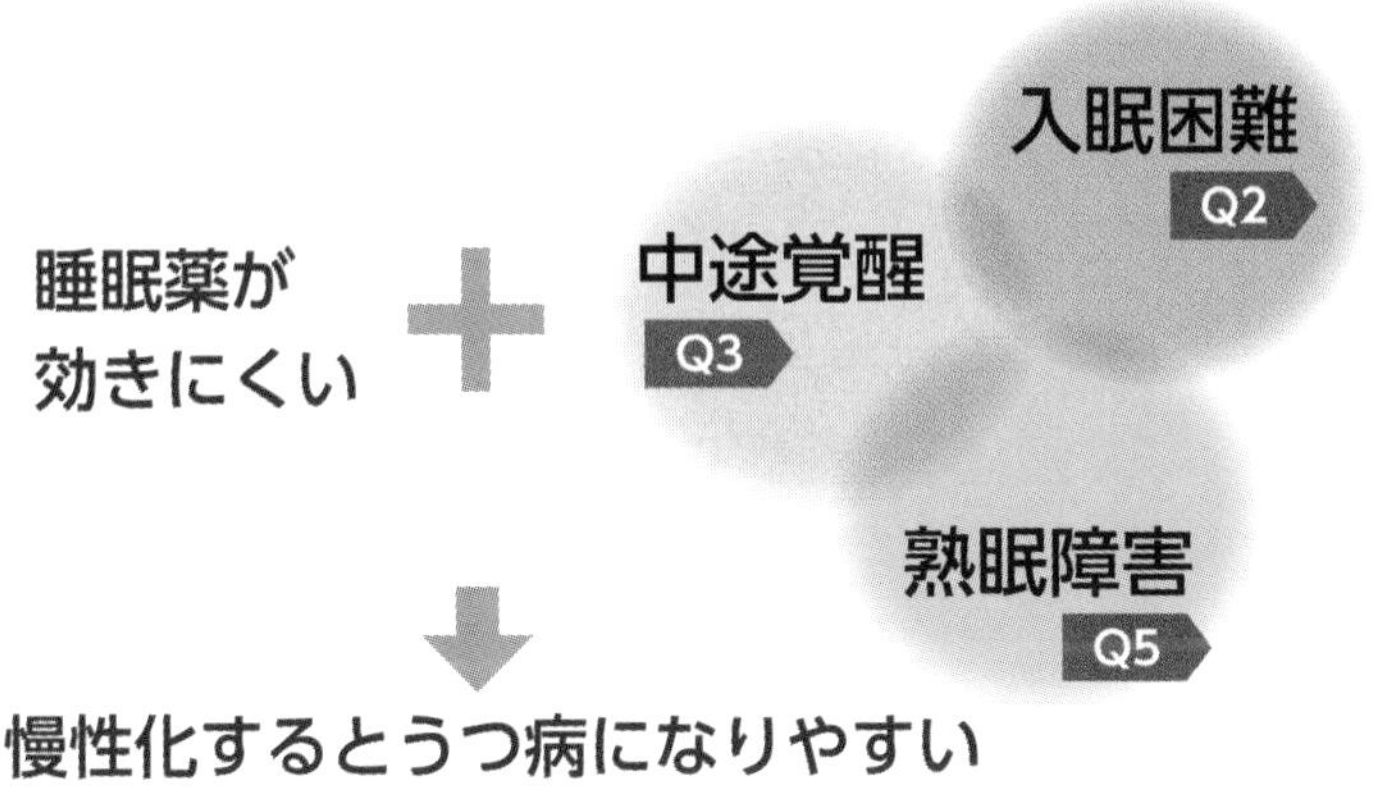

不眠以外に、食欲不振、体重減少、気分の落ち込み、やる気・意欲の低下、趣味など自分の好きなことにも興味がわかない、倦怠感やめまい、頭痛などのからだの症状もあるときはうつ病が疑われます。いずれにしても、2週間以上不眠が続いているときは早めに受診することが大切です。

不眠がうつ病によるものであれば、抗うつ薬と睡眠薬を併用して治療しますが、うつ病による不眠には睡眠薬が効きにくく、効果が得られるまでに時間がかかることも少なくありません。しかも、不眠の症状が改善しないとうつ病の再発リスクが高まるともいわれています。再発予防のためにも不眠の治療を根気よく続けることが大切です。

Q32 夜更かしは睡眠障害の原因になりますか？

たまの夜更かしなら問題ありませんが、それが毎日の習慣になってくると睡眠に悪影響が出るようになります。

私たちは昼間活動し、夜間に眠るという生活を送っています。この睡眠・覚醒のリズムを「概日《がいじつ》リズム」といい、体内時計によってほぼ一定に保たれていますが、夜更かしが習慣になると体内時計のリズムが崩れてしまいます。

こうした夜更かしの生活習慣は特に若い世代に多く、夜中にインターネットの動画やゲームなどに夢中になって深夜2～3時、なかには明け方になってようやく就寝する、極端な「夜型」の生活になっている人が増えています。夜型の生活がくせになると、夜の適度な時間になっても眠くなりません。寝ようとしても寝つきが悪くなります。そして昼近く、あるいは昼過ぎにならないと起きられなくなります。これは「概日リズム睡眠・覚醒障害（→Q24）」のひとつ、「**睡眠相後退症候群**」です。

● **特徴** 深夜から明け方にならないと眠れなくなり、朝起きるのが非常に困難になります。無理やり起きたとしても眠気や倦怠感がひどく、頭痛や頭重感、立ちくらみ、吐き気などの症状があり、学校や仕事どころではありません。するとますます朝起きたくない、起きられないという状態に拍車がかかります。寝つきが悪く、本人は不眠症だと思っていることもあるのですが、就寝・起床の時間が後ろにずれ込んで遅くなっているだけで、睡眠時間そのものは短くありません。

● **きっかけ** 夏休みなどの長期の休みで生活時間帯が夜更かしになること。夜型の生活がくせになり、休みが終わっても朝起きられずに学校に遅刻したり、休んだりするようになります。これまで夜更かしや不規則な生活をしてきた大学生が就職しても朝きちんと起きられず、遅刻・欠勤が続いて仕事を辞めてしまうという例もよくあります。このように学校や仕事など社会生活に支障をきたすのです。社会生活に適応できなくなると、不登校や引きこもりにもつながります。そうした生活によってさらに体内時計のリズムが乱れ、「非24時間睡眠覚醒症候群」に移行するケースもあります。

概日リズム睡眠・覚醒障害は、朝、起床時の高照度光療法や生活習慣の調整などによって、乱れた体内時計のリズムを整えて改善します（→Q49）。

Q33 身体的な病気が原因で不眠になることはありますか？

からだの病気によって不眠が起こることも少なくありません。不眠の原因となる主な病気には次のようなものがあります。なお、病気が原因の不眠では原因疾患の治療を優先し、そのうえで不眠の症状に対処していくことになります。

● **呼吸器の病気**　慢性閉塞性肺疾患では夜間のせきや息苦しさなどで寝つきが悪くなったり、夜中に何度も目が覚め、熟眠感も損なわれます。睡眠時無呼吸症候群を合併していると睡眠中の頻回な中途覚醒を生じるため、眠りが妨げられます。夜間喘息発作では、夜中から早朝にかけて発作的に激しいせきが出て、睡眠が障害されます。

● **循環器の病気**　慢性心不全では夜間の呼吸困難によって不眠になることがあります。高血圧と肥満がある人は閉塞性睡眠時無呼吸症候群（→Q22）による不眠も多くみられます。

● **腎臓の病気**　慢性腎臓病などの腎疾患があると、むずむず脚症候群（→Q25）や周期性四肢運動（→Q27）を発症しやすく、それにともない不眠になります。特に、人工透析治療を受けている患者さんに多く、重度の不眠症になりやすいといわれています。

●疼痛をともなう病気　首や肩、腰やひざ、股関節などの関節痛、リウマチ、頭痛などの痛みによって不眠になることもよくあります。線維筋痛症は非常に強い痛みが特徴で、著しく睡眠が妨げられます。ぐっすり眠れたという満足感が得られないと日中の倦怠感が強くなり、それによって痛みに対する閾値が下がり、痛みに敏感になって、さらに眠りが妨げられるという悪循環に陥ります。

●アトピー性皮膚炎　かゆみのせいで寝つきが悪くなったり、夜中に何度も目が覚めたりします。睡眠中にも強いかゆみがあり、寝ながら皮膚をかきむしる動作によって目が覚めます。夜中の覚醒は特に浅いノンレム睡眠のときに起こります。

●夜間頻尿をともなう病気　前立腺肥大や過活動膀胱が原因となることが多く、特に高齢者によくみられます。また、睡眠時無呼吸症候群では尿量が増えて夜間頻尿になることがあります。

●更年期障害　女性ホルモンの減少にともない不眠が起こりやすくなります。不眠の症状にのぼせやほてり、発汗など更年期症状をともなっているのが特徴です。

Q34 のんでいる薬の影響で睡眠障害になることはありますか？

いくつかの薬には、不眠や日中の眠気などの症状が現れるものがあります。

なかでも頻度が非常に高いのは、ステロイド製剤とインターフェロン製剤です。ステロイド製剤では不眠のほかに、高揚感やイライラをともなうこともあります。パーキンソン病の治療に用いられるドパミン作動薬、ドパミン受容体作動薬、MAO-B阻害薬などの薬でも不眠が起こる可能性があることがわかっています。頻度は高くありませんが、降圧薬や脂質異常症の治療薬でも不眠や眠気などの症状がみられることがあります。降圧薬のβ遮断薬では、不眠や悪夢体験などが起こることが報告されています。

また、α2刺激薬やα1遮断薬では過眠や眠気が起こりやすくなります。気管支拡張薬のテオフィリンでも不眠が起こることがあります。

4

睡眠障害の治療法

Q35

睡眠薬にも種類があると聞きました

不眠症と診断され、医師が必要だと判断すると睡眠薬が処方されます。薬の成分によって、「ベンゾジアゼピン類」と「ベンゾジアゼピン受容体作動薬」「メラトニン受容体作動薬」「オレキシン受容体拮抗薬」などの種類があります（↓図7）。

●**ベンゾジアゼピン受容体作動薬**　ベンゾジアゼピン受容体に結合し、GABA受容体に作用し、ベンゾジアゼピン類と同方向の効果を示し、ベンゾジアゼピン類よりは、副作用が若干少なくなります。長期間の服用を続けた場合は、やはり耐性や依存の心配が出てきます。

●**ベンゾジアゼピン類**　脳のGABA受容体に結合し、神経活動を抑えて眠気を起こさせます。不安や緊張をほぐす効果のほか、筋弛緩作用もあるためにふらつきや転倒に注意が必要です。また、薬が効かなくなったり、薬の依存については慎重な対処が必要です。

●**メラトニン受容体作動薬**　眠気を促すメラトニンというホルモンの受容体に作用して、眠りを促します。また、体内時計のリズムを整える働きもあります。副作用は少なめで、依存性も低いです。寝つきが悪く、夜型のクセがついた人や睡眠リズムのずれがある人などが、本剤の治療対象となります。

●**オレキシン受容体拮抗薬**　最も新しいタイプの睡眠薬です。覚醒の維持・安定化に関係するオレキシン受容体に選択的に作用し、脳を覚醒状態から睡眠へとスムーズに移行させて眠りを促します。依存性も低いとされています。

そして、これらの睡眠薬は作用時間の長さによって、「超短時間作用型」「短時間作用型」「中間作用型」「長時間作用型」に分類されます。

作用時間別の分類は、薬の血中濃度が最高濃度から半分に減るまでの時間（消失半減期）が目安になります。

●**超短時間作用型**　薬の消失半減期は服用後2～6時間で、寝ている間に作用はほとんど消えます。そのため、翌朝に薬の効果が持ち越されることが少なく、起床後の眠気やふらつきなどの副作用が起こりにくくなっています。寝つきが悪い人（＝入眠障害）に有効なタイプです。

図7　不眠症の治療で使われる主な睡眠薬

<table>
<tr><th colspan="3">分類名</th><th>一般名</th><th>主な製品名</th></tr>
<tr><td rowspan="14">ベンゾジアゼピン系薬剤</td><td rowspan="3">ベンゾジアゼピン受容体作動薬</td><td rowspan="3">超短時間作用型</td><td>ゾルピデム</td><td>マイスリー</td></tr>
<tr><td>ゾピクロン</td><td>アモバン</td></tr>
<tr><td>エスゾピクロン</td><td>ルネスタ</td></tr>
<tr><td rowspan="11">ベンゾジアゼピン類</td><td>超短時間作用型</td><td>トリアゾラム</td><td>ハルシオン</td></tr>
<tr><td rowspan="4">短時間作用型</td><td>エチゾラム</td><td>デパス</td></tr>
<tr><td>ブロチゾラム</td><td>レンドルミン</td></tr>
<tr><td>リルマザホン</td><td>リスミー</td></tr>
<tr><td>ロルメタゼパム</td><td>エバミール
ロラメット</td></tr>
<tr><td rowspan="3">中間作用型</td><td>フルニトラゼパム</td><td>サイレース</td></tr>
<tr><td>エスタゾラム</td><td>ユーロジン</td></tr>
<tr><td>ニトラゼパム</td><td>ベンザリン
ネルボン</td></tr>
<tr><td rowspan="3">長時間作用型</td><td>クアゼパム</td><td>ドラール</td></tr>
<tr><td>フルラゼパム</td><td>ダルメート</td></tr>
<tr><td>ハロキサゾラム</td><td>ソメリン</td></tr>
<tr><td colspan="3">メラトニン受容体作動薬</td><td>ラメルテオン</td><td>ロゼレム</td></tr>
<tr><td colspan="3">メラトニン製剤</td><td>メラトニン</td><td>メラトベル（小児のみ）</td></tr>
<tr><td colspan="3" rowspan="2">オレキシン受容体拮抗薬</td><td>レンボレキサント</td><td>デエビゴ</td></tr>
<tr><td>スボレキサント</td><td>ベルソムラ</td></tr>
</table>

図8 のみ合わせに注意したい薬

● 睡眠薬（ベンゾジアゼピン系）の効果を弱める薬

消化管で吸収を抑制する	制酸剤
代謝を促して睡眠薬の血中濃度を下げる	抗結核薬（リファンピシン） 抗てんかん薬（カルバマゼピン、フェニトイン、フェノバルビタール）

● 睡眠薬（ベンゾジアゼピン系）の効果を強める薬

中枢神経系に抑制的に作用する	抗ヒスタミン薬 バルビツール酸系薬剤 三環系・四環系抗うつ薬 エタノール（アルコール）
代謝を阻害して睡眠薬の血中濃度を上げる	抗真菌薬 （フルコナゾール、イトラコナゾール） マクロライド系抗生剤 （クラリスロマイシン、エリスロマイシン、ジョサマイシン） カルシウム拮抗薬（ジルチアゼム、ニカルジピン、ベラパミル） 抗ウイルス薬 （インジナビル、リトナビル） 抗潰瘍薬（シメチジン） ※グレープフルーツジュースも気をつける

● **短時間作用型**　消失半減期は6～10時間です。夜中に目が覚めてしまう中途覚醒やぐっすり眠れた気がしない熟眠障害に有効です。

● **中間作用型／長時間作用型**　消失半減期が20時間以上と長く、翌日の就寝時にも若干薬の効果が持続します。熟眠障害や早朝覚醒のある人に効果があります。また、不眠にともなう日中の不安やストレスの緩和にも有効です。ただし、連用すると薬剤が体内に蓄積され、副作用が出やすくなるため、最近では処方されることが少なくなっています。

このように睡眠薬は薬の効果が表れるまでの時間の長さ（作用発現）ならびに持続時間の長短に基づいて、寝つきが悪いとか夜中に目が覚める、早朝に目が覚めてしまうといった患者さんの不眠の症状に応じて医師が処方します。

なお、睡眠薬はほかの薬とののみ合わせによって作用が弱くなったり、逆に強まったりすることもあります（↓図8）。

睡眠薬以外に服用中の薬がある場合や、新たに薬を服用するときは必ず医師に報告することが大切です。

Q36 高齢者向けの睡眠薬はありますか？

高齢者は加齢の影響で薬の代謝がゆっくりで、からだの外に排出されるまで時間がかかるため薬の影響が体内に残りやすく、ふらつきや転倒による事故を起こす危険があります。そのため比較的体外排出の早いタイプの薬が選ばれることが多いようです。

一般に、高齢者にベンゾジアゼピン受容体作動薬が処方される場合には、なるべく少量を投与することが推奨されています。**新しい薬であるメラトニン受容体作動薬やオレキシン受容体拮抗薬は、ふらつきや転倒の危険性が少ないという点では、使いやすい**といえます。いずれにしても、高齢者の場合には、睡眠薬使用による副作用には十分注意が必要です。また、若いころから睡眠薬を服用している人も多く、古いタイプの薬から新しい薬に変更するときには慎重を期する必要があります。変更した薬で効果がない場合もありますし、逆に効き目が強すぎたり副作用が現れたりすることもあります。このような場合には、必ず医師に相談して調整してもらいましょう。

Q37 睡眠薬は安全ですか?

不眠症と診断され、医師が必要だと判断すると睡眠薬が処方されますが、患者さんのなかには「睡眠薬はクセになるからいやだ」とか「何となくのむのが怖い」などの理由から、服用したくないという人がいます。以前から睡眠薬を使って自殺する人がいたことなども、マイナスイメージに結びついているようです。昔の睡眠薬には呼吸機能や循環機能を抑える作用があり、大量に服用すると死亡する例がありました。また、依存性があり、長期間服用を続けるとやめられなくなることもありました。

しかし、1990年代から用いられているベンゾジアゼピン受容体作動薬では、呼吸機能抑制や依存症の危険性は少なくなりました。この系統の薬剤では、服用量を少量にとどめれば、依存性があって「クセになる」とか「服用をやめられなくなる」という心配は少なくなっています。

2000年以降に登場した睡眠薬として、メラトニン受容体作動薬や、オレキシン受容体拮抗薬などがありますが、これらはより安全性が高くなっていますので、**医師の指示を守って適切に服用すれば睡眠薬はそれほど怖いものではないのです。**

●睡眠薬を効果的かつ安全に服用するには

まず重要なのが服用のタイミングです。多くの睡眠薬は服用後10～30分で眠気が生じます。つまり、あまり早い時間にのんでしまうと効きが悪かったり、薬の効果が切れて夜中の12時くらいになると目が覚めたりしてしまいます。

また、睡眠薬を服用すると眠気やふらつきが起こるため、服用してから寝床に入らず活動していると転倒事故などのリスクもあります。夕食後すぐに睡眠薬を服用すると、後片付けや入浴などをしている最中にふらつきが起こることもあり、危険です。そのため、効果が発現するまでの時間を考慮し、寝床に入る直前に服用しましょう。

高齢者は加齢によって代謝が遅くなり、薬が排出されるまでに時間がかかるため、薬の効果が思ったより長く持続します。目が覚めていても、睡眠薬の作用で筋肉に力が入らずふらつくことがあり、転倒事故につながる恐れがあります。夜中にトイレに起きるときや、朝の起床直後の行動には十分に注意しましょう。こうした注意点は医師からも説明があるので、指示を守ることが大切です。

Q38 睡眠薬の副作用が心配です

どんな薬にも副作用はありますが、もちろん睡眠薬にも副作用はあります。ただ、どのような副作用が起こりやすいのかを知っておき、**注意点を守って正しく服用すれば、心配しすぎる必要はありません。**

睡眠薬の種類によって多少差がありますが、主に以下のような副作用がみられます。

●**ふらつきや転倒**　服用後は筋肉に力が入りにくくなり、平衡機能も低下するため、バランスを崩しやすく、ふらつきや転倒が起こりやすくなることがあります。高齢者では転倒による骨折の心配もあります。

●**記憶障害**　服用後一定時間の記憶がなく、何をしていたのかあとで思い出すことができない場合があります。

●**認知機能障害**　服用中、日中の記憶力や集中力、作業効率が低下します。ただし、こうした障害は服用をやめればほぼ解消されます。

●**薬の作用が翌日まで続く**　作用時間が長いタイプの薬では効果が持ち越され、翌日の昼間にも眠気やだるさなどが出ることがあります。特に、薬の代謝に時間がかかる高齢者によくみられます。

●**薬に耐性ができる**　長期間服用しているうちに耐性が生じ、薬の効果が得られにくくなって、その結果、量を増やさなければならないことがあります。

こうした副作用を防ぐためにも、必ず以下の注意点を守りましょう。

ふらつきや転倒、記憶障害を予防するためには、睡眠薬をのんだらすぐに横になり、服用したら仕事や家事、入浴などはしないようにすべきです。

特に厳禁なのがアルコールといっしょにのむことです。お酒には睡眠薬の副作用を強める作用があり、ふらつきや転倒、記憶障害、異常行動の原因になります。基本的にお酒と睡眠薬の組み合わせは禁止なので、服用中は晩酌を控えます。また重要なポイントとして、アルコールの代謝には少なくとも４時間以上かかるため、飲酒後に睡眠薬を服用するときは４時間以上間隔をあけるようにしてください。

睡眠薬ののみ方については、ほかにもＱ39を参考にするとよいでしょう。

Q39 睡眠薬をのむときに、気をつけることはありますか？

睡眠薬をのむのが怖いとか、副作用が心配など、睡眠薬の服用に関して気になることがあるかもしれません。しかし、医師の指示を守って適切に用いれば過度に心配する必要はありません。睡眠薬の服用で特に気をつけたいのは、**「ふだんの就寝時刻に合わせてのむ」「のんだらすぐに床に就く」「アルコールと一緒にのまない」**の3つです。これらは睡眠薬の特性と関係しており、効果と副作用に強く影響が出る部分なので必ず守ってください。

別の薬とののみ合わせや併用（→Q35）については、睡眠薬を処方されるときに必ず医師に確認します。また、睡眠薬はアルコールだけでなく、**グレープフルーツジュースと一緒にのむのもNG**です。睡眠薬の代謝を遅延させ、効果が長く持続して眠気やふらつきの原因になります。そのほか、以下の注意点も守ってください。

● **眠れないとき、薬を追加しない**　寝つきが悪いときや夜中に目が覚めたとき、睡眠

睡眠薬を使うときの3つのポイント

ポイント1 ふだんの就寝時刻に合わせてのむ

いつもより早く寝ようとしても、ふだんの就寝時間の2～3時間前は眠気が最も少なく薬が効きにくい。いつもの就寝時刻に合わせてのむのがベスト。

ポイント2 のんだらすぐに床に就く

服用後10～30分で効果が現れ、眠気が生じる。無理して起きているとふらつきや転倒などの原因になるため、早めに横になる。

ポイント3 アルコールと一緒にのまない

ふらつきや記憶障害、異常な行動の原因になることがあるため、アルコールといっしょにのむのは厳禁。晩酌のあとは時間をあけること。

薬を追加したくなるかもしれませんが、遅い時間に薬を追加すると、翌日に薬の作用が持ち越され、眠気やだるさ、集中力の低下の原因になります。薬の効きが悪いのであれば、自分で勝手に増量せずに医師に相談してください。

●眠れないときだけ服用しない

眠れないときだけ薬をのむのは不眠の症状や薬の種類によっては適さないことがあります。重症の不眠症では、勝手に薬を減らしたりやめたりすると不眠が悪化する危険があります。医師に相談して睡眠薬の種類や服用方法の指示を受けてください。

Q40

睡眠薬をやめることはできますか？

もちろん睡眠薬をやめることはできます。一生のみ続けなければいけない薬ではないので、不眠が改善され眠りの状態がよくなってきたと自分でも実感できるなら、減量し、それからやめても大丈夫です。安眠のお守りとして、少量の睡眠薬を時々のむという選択も可能です。ただし、薬をやめる場合には突然中止するのは避けたほうがいいですし、治りきらないうちに自己判断で勝手に薬を減らすのも厳禁です。

睡眠薬をいきなり中止すると、「反跳性不眠《はんちょうせい》」といって反動で不眠が以前よりも悪化することがあります。また、不安やふるえ、発汗などの「離脱症状」が起こることもあります。睡眠薬の量を減らしたい、あるいはやめたいときは、こうした**離脱症状を防ぐために必ず医師に相談して指示を守って薬を減らしていきましょう。**

例えば、最もよく用いられているベンゾジアゼピン系の薬剤では、作用時間が短い超短時間型や短時間型の薬ほど反跳性不眠や退薬症候群（離脱症状）が起こりやすい

図９　睡眠薬の減らし方

● 超短時間作用型・短時間作用型の場合

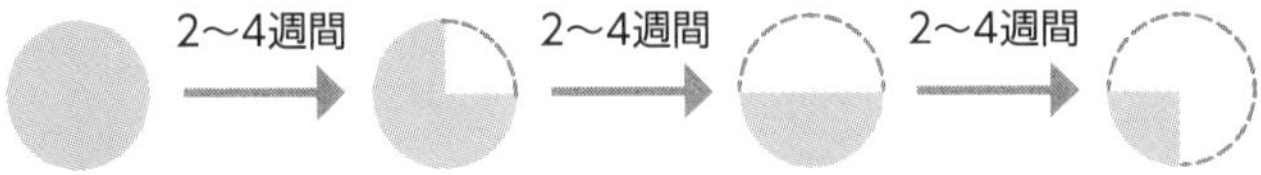

1/4ずつ減らしていく

1錠のんでいたのであれば、1/4錠ずつ2～4週間おきに減らしていく。減薬して不眠が戻るようなら、その前の量に戻す。

● 中間作用型・長時間作用型の場合

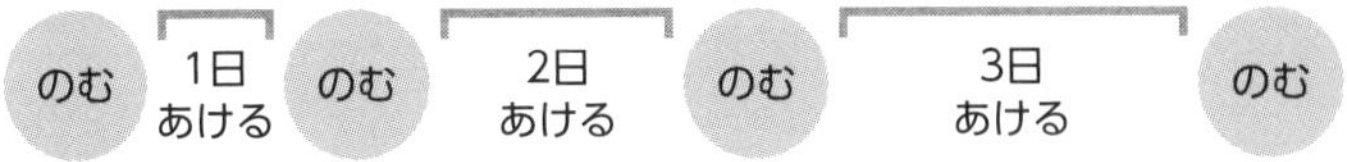

徐々にのまない日を増やしていく

作用時間が長い睡眠薬なら、毎日服用から1日おき、2日おきと服用する間隔をあける。

ことがわかっています。そのため、それぞれ2～4週間かけて4分の1ずつ薬の量を減らしていきます。もし、途中で不眠などの症状が現れたら元の量に戻すなどの調整が必要です。

　中間作用型や長時間作用型は、作用時間の短い薬と比べて離脱症状が起こりにくいことから、薬を服用しない日を設定し、徐々にのまない日を増やしていく方法がとられます。消失半減期の短い薬剤と長い薬剤を併用している場合には、短いほうの薬剤から減量していくのが得策です（睡眠薬の具体的な減らし方は図9参照）。

Q41 閉塞性睡眠時無呼吸症候群の治療法を教えてください

閉塞性睡眠時無呼吸症候群の治療には、以下の方法があります。

●**n-CPAP《シーパップ》**（nasal Continuous Positive Airway Pressure） 経鼻的持続陽圧《けいびてきじぞくようあつ》呼吸療法のことを指します。睡眠中、鼻にマスクを装着して強制的に空気を送り込み、気道が塞がらないようにする方法です。無呼吸、低呼吸の症状が1時間に20回以上起こる場合、在宅での治療が健康保険で認められています。確実に無呼吸を抑止できる有効な治療法ですが、機械から出てくる気流が気になってしまい、毎晩使うのはイヤだという人も存在するため、適切な圧調整が必要です。

●**マウスピース** 無呼吸、低呼吸が1時間に20回未満で、n-CPAPの対象にならない場合は、マウスピースをつける方法があります。下あごを数ミリ前方にずらしマウスピースで上下の歯の間を固定することでのどを広げて、舌根《ぜっこん》が気道に落ち込むのを防ぎます。n-CPAPには劣るものの有効な方法であり、出張や旅行のときにも

寝るときは「n-CPAP」を装着する

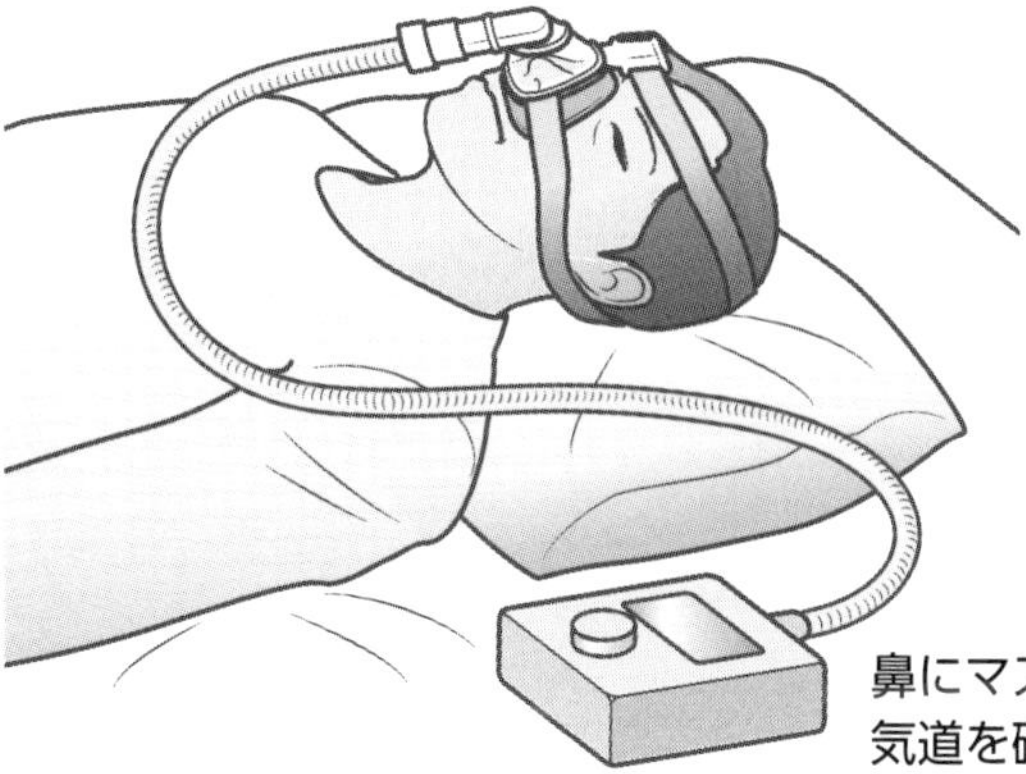

鼻にマスクを装着し、
気道を確保する

携行できるのが長所です。マウスピースは専門歯科でつくってもらう必要があります。

●**体重を減らす**　肥満がある人はやせることが最も重要です。体重を10％減らすと、無呼吸、低呼吸の頻度が30％近く下がるという報告もあります。軽い無呼吸、低呼吸なら、減量するだけで治ってしまうこともあります。

外科的な方法もあります。のどの組織を切って内腔を広げる手術や、下あごを前に出す手術、口蓋《こうがい》扁桃《へんとう》摘出などの手術がありますが、これらの方法を用いるべきかどうかは医師と相談してください。また、呼吸を促す作用のある薬や、睡眠中の筋肉の弛緩を抑える目的で三環系抗うつ薬などが使われることもありますが、有効性は確立されていません。

Q42 抗うつ薬や漢方薬を処方されることもあると聞きました

うつ病の患者さんの多くは不眠の症状がみられます。

そして、**抗うつ薬の種類によっては**、抑うつや気分の落ち込みの改善だけでなく、**睡眠構造を変えたり眠りを持続させる作用があることから、睡眠障害の改善に用いられることも**あります。

●**三環系抗うつ薬**　クロミプラミン、イミプラミンはレム睡眠を抑える作用があり、ナルコレプシーの改善に使われています。依存性については問題ありませんが、便秘や口の渇き、起立性低血圧などの副作用に注意が必要です。

●**四環系抗うつ薬**　ミアンセリンは入眠困難や中途覚醒、早朝覚醒、それにともなう熟眠障害に効果があります。副作用である起立性低血圧や便秘などの抗コリン作用が比較的少なく、高齢者にも使いやすい薬です。高齢者で、ベンゾジアゼピン受容体

睡眠障害治療に使われる主な抗うつ薬

	一般名	主な製品名	適用
三環系抗うつ薬	イミプラミン	イミドール トフラニール	ナルコレプシーによる情動脱力発作、睡眠麻痺。ノンレム睡眠中の異常行動、夜尿など。
	クロミプラミン	アナフラニール	
四環系抗うつ薬	ミアンセリン	テトラミド	入眠困難、中途覚醒、早朝覚醒、熟眠障害に。
	ミルタザピン	リフレックス レメロン ミルタザピン	
単環系抗うつ薬	トラゾドン	レスリン	入眠困難、中途覚醒、早朝覚醒、熟眠障害に。

作動薬によってせん妄や軽い意識障害が現れ、薬を変更する場合に使われることもあります。トラゾドンという抗うつ薬も入眠困難や中途覚醒、熟眠障害に用いられますが、ミアンセリンと同様に脱力やふらつきが起こりやすい点に注意が必要です。同じく四環系抗うつ薬のミルタザピンも同様の効果がありますが、ふらつきや翌日の眠気、倦怠感が強いため、慎重に用いられます。

これらの抗うつ薬は一般的な不眠症の治療に第一選択薬として使われることはなく、一般的な睡眠薬が無効な場合に用いられます。一般的な睡眠薬と比べ、誤って大量に服用してしまった場合には危険なので注意が必要です。

　したがって、睡眠薬が効かず、抑うつ症状が強く出ている患者さんに対して抗うつ薬を用いる場合には、専門医が患者さんに服薬の指導をすることが必要でしょう。

●漢方薬　不眠症に明確な効果があるものは確認されていませんが、健康保険の適応になっているものがいくつかあります。大柴胡湯《だいさいことう》、柴胡桂枝乾姜湯《さいこけいしかんきょうとう》、半夏厚朴湯《はんげこうぼくとう》、抑肝散《よくかんさん》、帰脾湯《きひとう》、酸棗仁湯《さんそうにんとう》、温経湯《うんけいとう》などです。ただ、これらの**漢方薬**は直接不眠を改善するというよりは、**自律神経のバランスを整える働きや精神安定作用によって間接的に眠りを促すもの**と考えられています。

　また、更年期障害や冷え、倦怠感などの不定愁訴が漢方薬によって改善されると、結果的に不眠が解消されることはあるかもしれません。

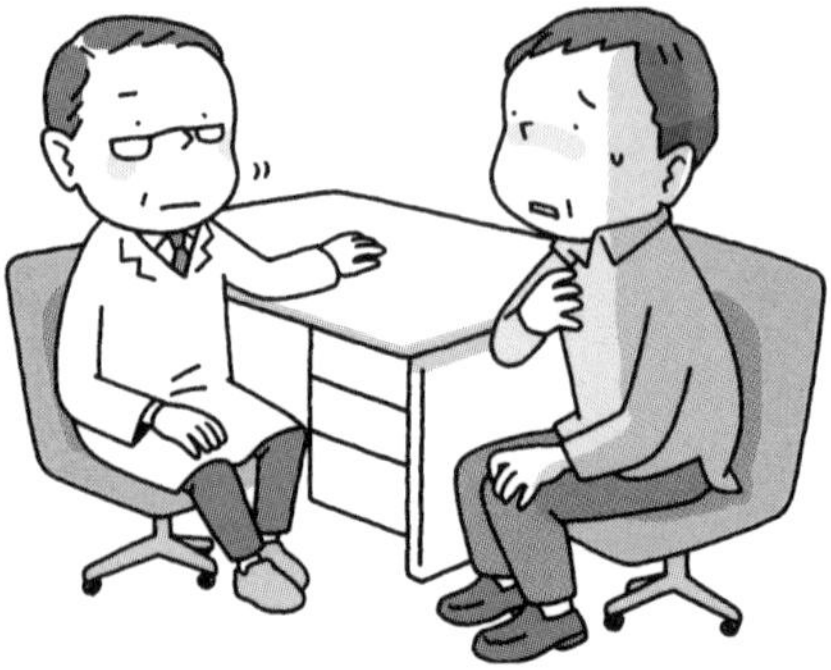

処方された薬について不安なことがあれば主治医に相談しよう

Q43 睡眠薬以外にどんな治療法がありますか?

不眠などの睡眠障害の治療には、薬物療法以外の方法もあります。まず大切なのが、睡眠に関する正しい知識を得ることです。医師に相談し、話をよく聞いて、睡眠時間には一人ひとり個人差があることや、季節や年齢によって変動すること、「8時間睡眠がベスト」というような眠りに関する誤解や偏見などを改めることが必要です。そのうえで、食事、運動、入浴などの基本的な**生活習慣の改善**をおこないます(→Q47)。高齢者では昼寝の影響があることも多いので、**適切な昼寝のしかた**を知っておくことも大切です(→Q59)。不眠症の場合には、**眠りにつきやすくするための習慣や行動を身につける**「認知行動療法(→Q44)」も効果的です。

そのほか、概日《がいじつ》リズム睡眠・覚醒障害のように睡眠薬が有効でないタイプの睡眠障害には、「高照度光療法」といって機械を使って強い光を浴びる治療法などもあります(→Q49)。

Q44 認知行動療法が不眠に効果があるって本当ですか？

不眠など睡眠障害の治療には薬物療法以外にもさまざまな治療法がありますが、「認知行動療法」もそのひとつです。睡眠薬だけに頼りたくない人にもすすめられますし、**睡眠薬と並行すると治療効果の発現を早めることもできます**。また、睡眠薬からスムーズに離脱する手助けにもなります。

認知行動療法の「認知」とは、ものの受け取り方や考え方という意味です。人は何かに悩み、ストレスを感じたとき、それにとらわれて悲観的になったり、事実と異なる思い込みをしたりして自分を追い詰めることがあります。不眠の場合も、原因がなくただ「今夜もまた眠れないかもしれない」と悲観的になって強い不安や緊張を感じたり、眠れないつらさから寝室に行くのさえ苦痛に感じると訴えたりする人がよくみられます（精神生理性不眠症）。

こうした**思い込みや認知のゆがみにアプローチして行動を改め、コントロールする**

のが認知行動療法です。

不眠の認知行動療法には「刺激制御法」「睡眠制限法」「漸進的筋弛緩法」「自律訓練法」「バイオフィードバック法」などの種類があり、主治医が患者さんに適している方法をみきわめておこないますが、臨床心理士の指導でおこなわれることもあります。

● 刺激制御法　不眠のある人は数週間、数ヵ月と長く続いている眠れない状態のせいで、寝床に入るという行動によってかえって目が覚めたり、寝つきが悪くなったりしています。これを条件不眠といいます。寝る時間が近づくとイライラしたり、不安になったりするのはこのためです。そこで、寝室には寝るとき以外には入らないなどの制御を徹底させます（↓図10）。こうして寝室を眠るための場所として条件づけていくのです。この方法は特に入眠障害や中途覚醒に効果があります。

● 睡眠制限法　2週間分の平均睡眠時間をもとに、その時間プラス15分だけ寝床にいるように制限する方法です（↓図11）。不眠症の人は少しでも寝ようとして長い時間寝床で横になりがちですが、そのことがかえって睡眠を妨げてしまうのです。そこで寝床にいる時間を制限し、決めた時間の85％以上眠れる日が5日以上続いたら、寝床に入る時間を15分早めるのをくり返し、自分が必要なだけ眠れるようになるまで続けます。

●漸進的筋弛緩法　不眠のある人は就寝前でも緊張して、無意識に筋肉に力が入っています。「力を入れて、抜く」ことをくり返し、力が抜ける感覚をつかむ方法です。

●自律訓練法　自己暗示によって生理的にリラックスした状態にさせる訓練です。①重感練習、②温感練習、③心臓調整練習、④呼吸調整練習、⑤腹部温感練習、⑥額部涼感練習の6段階があり、順に自己暗示をかける練習をしていきます。

●バイオフィードバック法　自分の筋肉の緊張状態を筋電図で測定し、それを音の高さに変換します。患者さんはその音を聞きながら自分の緊張状態を認識し、それがほぐれるように訓練します。

図10　認知行動療法①　刺激制御法

以下のことを実践してみよう。

- 眠くなったときだけ床に就く
- 本当に眠くなるまで寝室に入らない
- 寝室を睡眠とセックス以外に使わない。読書やテレビは別の部屋で
- 夜中に目が覚めたら別の部屋へ。眠くなったら寝室に戻る
- 昼寝をしない

図 11　認知行動療法②　睡眠制限法

ステップ順に行ってみよう。

ステップ ❶

2週間の平均睡眠時間を割り出し、その時間プラス15分だけ寝床にいる（実際の睡眠時間が5時間以下なら5時間に設定する）。

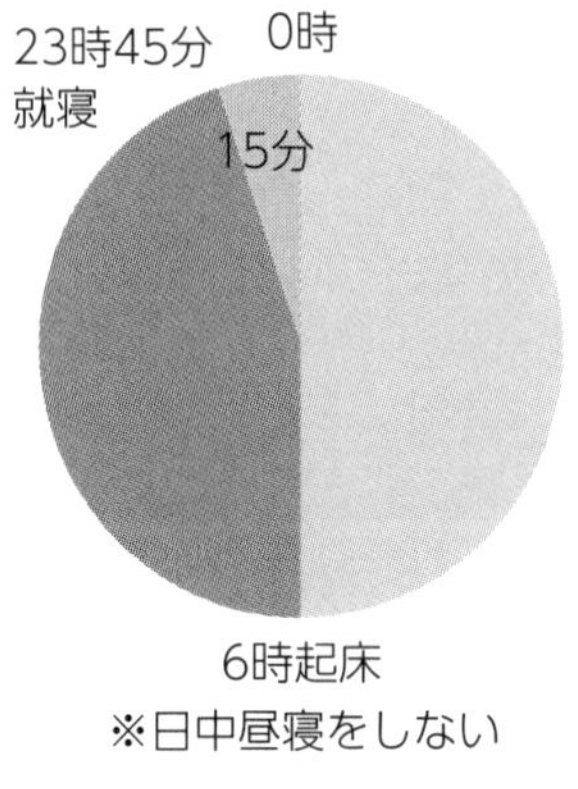

ステップ ❷

起床時間は平日・休日とも同じに。寝床に入る時間はそこから逆算して決める。

起床したとき、何時間眠れたか記録する

ステップ ❸

寝床にいる時間の85%（6時間なら5時間6分）以上眠れる日が5日以上続いたら、寝床に入る時間を15分早くする。

ステップ ❹

寝床にいる時間の85～90%眠れたら、それを維持する。

※もし、寝床にいる時間の85%未満しか眠れなかったら、
ステップ1の平均睡眠時間に戻す。

Q45 眠れないときは、市販の睡眠薬を使ってもいいですか？

市販の睡眠薬はドラッグストアなどで気軽に購入できるため、試してみたい人も多いでしょう。これらの市販の睡眠薬は主に抗ヒスタミン作用がある薬で、乗り物酔いの薬や風邪薬、アレルギー性鼻炎などの薬とほぼ同じ成分が含まれています。副作用で眠気が起こることから、その作用を利用したものです。

つまり、**医療機関で処方される睡眠薬とは成分も作用も大きく異なります**。まったく効果がないわけではありませんが、あくまで一時的な不眠が対象です。例えば、旅行先で枕が変わって眠れないとか、騒音が気になってしまうとき、心配ごとなどがあって2～3日眠れないような場合です。

何週間も続くような不眠は、市販の睡眠薬では効果が得られません。**不眠が長引いて昼間に眠気やだるさがある、集中力や作業効率が悪くて困っているという場合は**市販薬では解消できないので、**できるだけ早く受診**することが大切です。

5

生活習慣を改善して睡眠の悩みを解消する

Q46 体内時計をもとに戻すにはどうすればよいですか？

睡眠と覚醒のリズムは、からだにもともと備わっている体内時計によってつくり出されています（→Q13）。ところが、体内時計の周期は24時間より少し長いので、地球の自転周期に合わせて1日24時間で生活していると、毎日少しずつずれが発生する可能性があります。このずれを主にリセットしているのが朝の太陽の光です。目から光が入ることでリセットのスイッチが入ります。さらに、睡眠にはメラトニンというホルモンが関係していますが、朝起きて光を浴びて活動を開始すると、約14時間後にメラトニンの分泌量が増えて夜間の眠気をもよおし始める作用があります。つまり、毎日ほぼ同じ時間に起きて光を浴びると体内時計がリセットされてリズムが整い、そのおかげで夜になると同じくらいの時間に眠くなるようになっているのです。

ところが、生活習慣の乱れなどで就寝時間が大きくくずれると、体内時計にも乱れが生じます。若い人に多い極端な夜型生活がその典型です。明け方に寝て昼過ぎに起き

朝６時～８時の日光を浴びる

いいこと1

体内リズムのずれを調整できる

いいこと2

毎日同じ時間に目が覚め、同じ時間に眠くなる

いいこと3

からだが活動モードに切り替わる

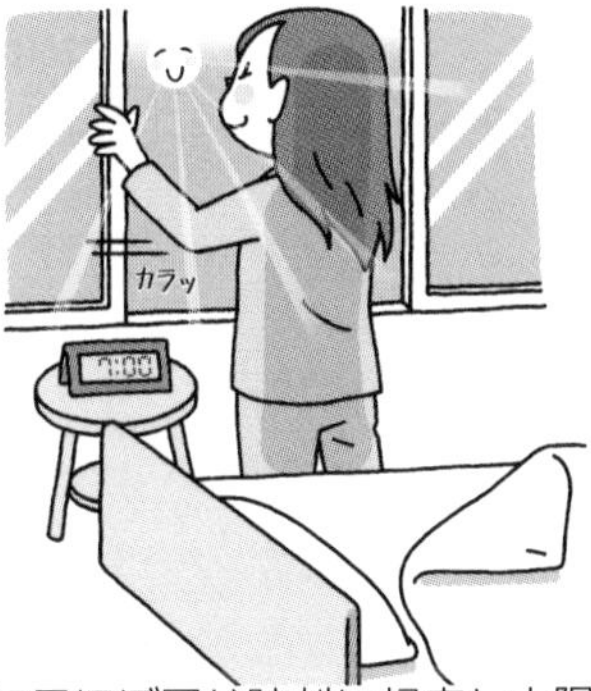

毎日ほぼ同じ時刻に起床し太陽の光を浴びることで、夜間のメラトニン分泌のスイッチが入る

るような生活が習慣になると、夜はなかなか寝つけず朝起きることが非常に困難になります。これは「概日《がいじつ》リズム睡眠・覚醒障害（→Q24）」といい、治療が必要です。

こうなる前に体内時計の乱れを改善するには、とにかく**朝の決まった時間に光を浴びること**です。夜、遅くなってもがんばって決まった時間に起床してカーテンを開け、太陽光を浴びる生活を続けることで体内時計の周期を保つことができます。

夜の寝つきが早く、しかも早朝覚醒で困っている場合は、朝早く目が覚めても光を浴びないように遮光カーテンなどで光を遮り、体内時計が前進しすぎないようにしましょう。

Q47

不眠症を改善する自分でできる方法を教えてください

不眠症を改善するには原因となっている病気の治療をはじめ、睡眠薬や認知行動療法などさまざまな治療法があります。それ以外にも自分でできることがたくさんあります。睡眠と覚醒のリズムを生み出す体内時計は主に朝の光を浴びることで調整されますが、仕事や学校などの日中の活動、食事や運動、入浴などの毎日の習慣もリズム調整に大きく影響しています。ふだんの生活習慣を整えることが体内時計に働きかけ、夜間の寝つきの問題を改善する手助けになるという点にも注意しましょう。

●食事は夕食の時間がポイント　概日リズムを整えるためには、1日3回の食事はできるだけ決まった時間にとることも必要です。特に朝食には心身の目覚めのスイッチを入れる役割があります。逆に、就寝前になっても消化のために胃腸が活発に動いていると、睡眠が妨げられます。そのため、就寝時間の3時間以上前に夕食をすませます。食事の時間が規則正しくなると、消化酵素もその時間に分泌が活発になって消化がよくなりますし、眠りを妨げにくくします。寝る前の夜食もひかえましょう。

●昼〜夕方に適度な運動を

日中の適度な運動は寝つきをよくして、睡眠中も深い眠りを促して中途覚醒を防ぎます。運動によって上がった深部体温※が、夜になって下がるタイミングで眠気が生じやすくなります。ただし、夜間の激しい運動はＮＧです。交感神経が優位になって寝つきが悪くなってしまいます。

また、高齢者は昼間に何もせずにすごしていると昼夜のメリハリがなく、眠りに影響します。日中、散歩やウォーキングなどで適度にからだを動かしましょう。朝に日光を浴びながら運動するのは体内時計を整えるうえで有効ですが、極端な早朝に行うと、リズムが前進しすぎるので注意しましょう。

●就寝前の入浴はぬるめの温度で

人のからだは午後から夕方にかけて体温が最も高くなり、そのあと徐々に低下して夜明け前が最も低くなります。人は深部体温が低くなるときに眠りに入りやすく、上がり始めるときに目が覚めやすくなるようなしくみになっています。そこで、入浴してからだを温めて深部体温を上げておき、それが下がり始めるタイミングで寝床に入ればスムーズに眠りにつけます。就寝の1〜2時間前に39〜40度のぬるめのお湯に半身浴で長時間浸かってからだを温めておくと、寝

※深部体温　脳や臓器などからだの内部の温度で、内臓を守るため外の環境の影響を受けにくい。健康な状態では37度前後に保たれている。

不眠解消に始めたいこと

毎朝、太陽の光を
浴びる

Q46へ

運動をする

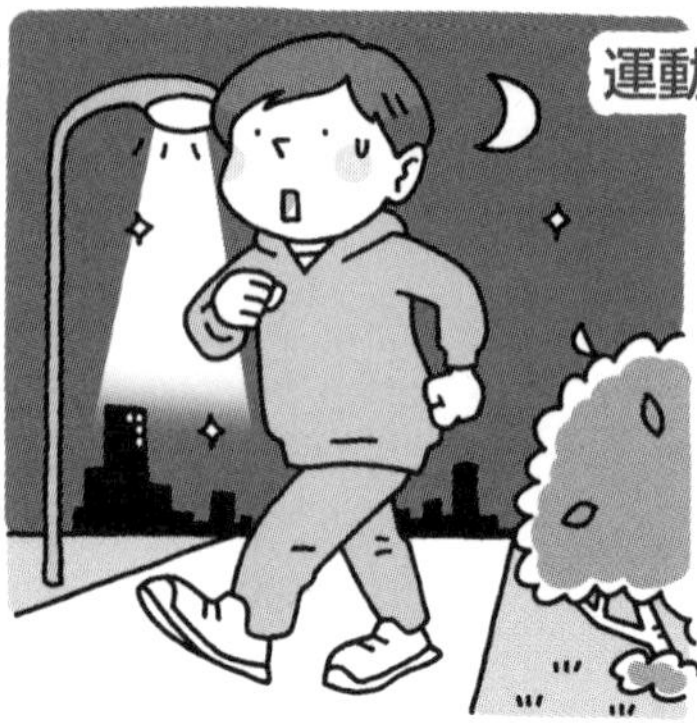

昼間も階段の
上り下りなど
でからだを動
かす。できれ
ば有酸素運動
をする

眠くなってから
寝床に入る

お風呂に入る

お湯の温度は
39〜40度

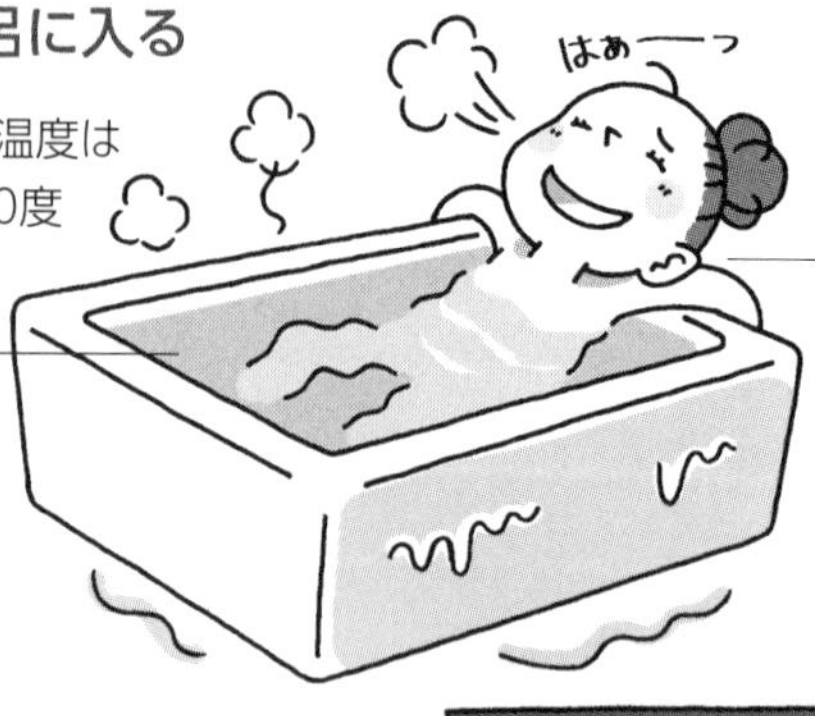

就寝1〜2時間前
に入浴する

夜中に目が覚めたら
寝室を出てリラックス

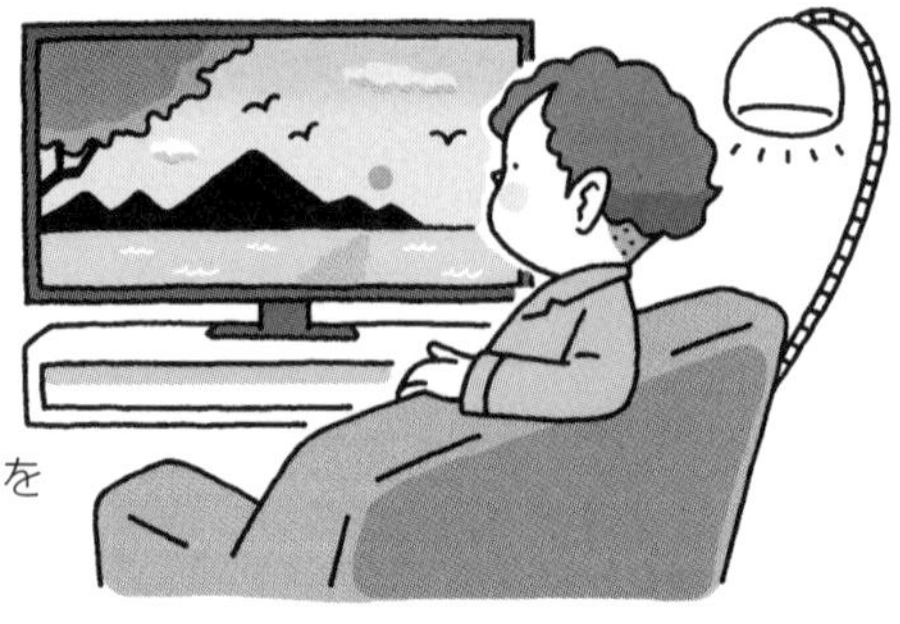

イメージビデオなどを
見てボーッとしても

つきがよくなります。熱いお風呂が好きな人もいますが、お湯の温度が高いと深部体温が上がりすぎてなかなか下がらず、寝つきが悪くなります。熱いお風呂に入りたい人は、短時間にとどめるか、就寝の2~3時間前までに入浴をすませると、寝つきに影響しません。

カフェインは夕食以降の摂取に注意

カフェインには覚醒作用があります。昼間、仕事や家事の合間にコーヒーや緑茶を飲むのはかまいませんが、夜遅い時間に飲むと眠りを妨げてしまいます。利尿作用もあるため、夜中にトイレに起きて目を覚ます原因にもなります。カフェインはコーヒーや緑茶、紅茶、ココアやコーラなどの清涼飲料水、チョコレートにも含まれているので夕食以降の摂取には気をつけましょう。

寝酒はかえって眠りを妨げる

アルコールは睡眠導入を容易にするため寝酒をする人が多いのですが、飲むと睡眠の後半に眠りを浅くしたり、利尿作用もあって夜中にトイレに起きたりして中途覚醒の原因になります。お酒の力で眠ろうとするのはやめましょう。睡眠薬と一緒に飲むのも厳禁です。

これらのほかにも不眠につながる習慣があります。神経質になりすぎるのはよくありませんが、思い当たるものがあれば改めていきましょう。

不眠解消に避けたいこと・もの

アルコール

少量のアルコールは興奮して眠れなくなる。飲みすぎると寝つきはよいが、眠りが浅くなって目が覚めやすい。どうしても飲みたければ寝る4時間以上前に少量だけ。

コーヒーなどのカフェイン

夕食以降はひかえる。カフェインレスのデカフェやハーブティならOK。ホットミルクを飲むのもよい。

とうがらし

とうがらしに含まれるカプサイシンは体温を上昇させる作用があり、寝る直前にとると寝つきが悪くなる。夕食ではひかえめに。

たばこ

ニコチンには吸った直後にはリラックス作用があるが、すぐに消失して覚醒作用だけが数時間継続する。高血圧などの生活習慣病予防のためにも禁煙がベスト。

スマホ・パソコン

スマートフォンやパソコン、タブレット端末などのブルーライトはまぶしく体内時計を遅らせるため、就寝前に見つめすぎるのはよくない。寝床に持ち込むのはNG。

テレビ

スマートフォンやパソコンと同じくブルーライトの影響がある。就寝前にテレビの明るい光を近距離で浴びると、睡眠のリズムが乱れる。

Q48 閉塞性睡眠時無呼吸症候群を予防・改善する方法を教えてください

舌根部《ぜっこん》周辺が落ち込んで気道が塞がれるために起こる「閉塞性睡眠時無呼吸症候群」は、肥満している人に多いことがわかっています。予防や改善には**肥満している人は減量する**ことが第一です。太っているとのどや軟口蓋《なんこうがい》にも脂肪がつくので、気道が塞がりやすくなるからです。やせることで無呼吸や低呼吸の頻度は確実に下がります。体重が10％減ると、これらの呼吸障害は30％近く減るといわれています。食事制限と適度な運動で少しでも体重を減らし、標準体重に近づけるようにしましょう。

また、飲酒は気道の筋肉を弛緩させ、舌根が落ち込みやすくなります。しかも飲酒後は無呼吸の持続時間も長くなるので、睡眠中の動脈血酸素飽和度が下がりやすくなります。このような状態が続くと、脳卒中や心筋梗塞を発症するリスクが高くなります。閉塞性睡眠時無呼吸症候群のある人、またその疑いがある人は**過度の飲酒や寝る前の飲酒は避けるべき**でしょう。

Q49 概日リズム睡眠・覚醒障害を改善する方法を教えてください

「概日《がいじつ》リズム睡眠・覚醒障害（→Q24）」は、生活習慣などの影響で体内時計が乱れ、睡眠と覚醒のリズムが崩れることによって起こります。体内時計を調整するには光を浴びること、特に朝の起床時の光が有効なので、このしくみを利用して治療します。その治療法が「**高照度光療法**」です。

● **高照度光療法**　2500ルクス以上の照度の光を30分以上浴びて体内時計のリセットを促します。例えば、夜型の生活によって睡眠時間帯が大きく後ろ側にずれる「睡眠相後退症候群」の場合は、リズムの前進を目指した薬物療法とともに、朝6〜8時に1時間程度光を浴びます。最初は早朝に起床して光を浴びるのは難しいのですが、徐々に早めていきます。これを毎朝続けるとリズムが前に動き、徐々に適切な生活時間帯に戻ります。睡眠相後退症候群がなかなかよくならない場合には、入院して生活習慣を整え、光療法を実施することも選択肢のひとつになります。この場合、自分で起きられるようになったら自宅での治療に切り替えます。

また、高齢者によくみられる極端な朝型になる「睡眠相前進症候群」の場合は、睡眠時間帯が前側に大きくずれ込んでいるため、早朝に光を浴びるのを避けるとともに、夕方～夜に光を浴びて体内時計を後退させます。そのほか、高照度光療法は「非24時間睡眠覚醒症候群」や「不規則型睡眠覚醒パターン」の治療にも有効です。

高照度光療法は、高照度光照射装置を顔の真正面に設置し、視野にしっかりと光が入るように調整します。副作用は少ないのですが、人によっては目の疲れや頭痛、倦怠感などが出ることがあるので、つらいときは医師に相談しましょう。

● **薬物療法** 概日リズム睡眠・覚醒障害にはメラトニン系の薬剤が用いられています。その使用法については、十分に医師の説明を聞いてください。

なによりこうした治療だけでなく、**患者さん本人が生活習慣を改善する強い意志をもつこと**が不可欠です。生活習慣が改善しないと、またずるずると生活リズムが乱れてもとに戻ってしまいます。毎日規則正しい時間に起床し、決まった時間に就寝する、適切な時刻に寝起きする習慣をつける、日中に散歩や運動などで活動量を増やして生活にメリハリをつけるなど、症状に応じて生活習慣を改めることが大切です。

Q50 むずむず脚症候群、周期性四肢運動を改善する方法を教えてください

「むずむず脚症候群」と「周期性四肢運動」にはドパミン受容体作動薬や抗てんかん薬、痛み止めの薬の一部、鉄剤などの薬物療法が有効ですが、生活習慣の改善も悪化を防ぐことにつながります。

●カフェインやアルコール、喫煙をひかえる

コーヒー、紅茶、抹茶、緑茶などに含まれているカフェインは症状を悪化させることがあります。また、カフェインには覚醒作用もあるため、就寝前に飲むと余計に眠りが妨げられるという欠点もあります。カフェインの体内からの排泄には4～5時間程度かかりますので、夜間に症状が増悪する人の場合には、夕方以降はカフェイン飲料を飲まないようにしましょう。さらに、1日に何杯も飲む人はカフェインのとりすぎによって鉄分の吸収が悪くなっていることもあります。体内の鉄分が不足することも症状の悪化につながるため、カフェインはひかえたほうがよいでしょう。鉄剤を処方されている人は特に気をつけます。

女性は月経の影響で鉄不足になりがちです。ふだんの食事でも鉄分を補給するように献立を工夫しましょう。鉄分のほかにも、鉄分の吸収を促すビタミンCやクエン酸、たんぱく質も意識してとるようにします。

アルコールと喫煙も同様に症状を悪化させ、また眠りを妨げます。晩酌や寝酒をひかえ、できるだけ禁煙しましょう。

●過労や激しい運動を避ける 日中にたくさん歩いたり、走ったりした後は就寝前に脚をマッサージするなどのケアを。過労を避け、就寝前に筋トレなどの激しい運動をしないようにします。ただ、昼間から何もせず安静にしすぎても症状が悪化することがあるので、通常の生活習慣は継続してかまいません。

●就寝前に脚に水シャワーをかける 寝る前に脚に水シャワーをかけて患部を冷却すると症状が軽減されることがあります。また、寝床の中が温まりすぎたり、逆に冷えすぎたりすると症状が出やすくなる人もいます。この点にも気をつけましょう。

●趣味や好きなことに打ち込む 症状が気になってしまうときには何か自分の好きなことをして気を紛らわせます。趣味など楽しめることに没頭していると、あまり症状が気にならなくなることも少なくありません。

Q51 過眠症、ナルコレプシーを改善する方法を教えてください

過眠症（→Q28）には「特発性過眠症」や「クライネ－レビン症候群（反復性過眠症・周期性傾眠症）」などの種類があり、「ナルコレプシー（→Q29）」は代表的な病気です。

● **ナルコレプシー** 「睡眠発作」といって夜間・日中を問わず突然強い眠気に見舞われ、居眠りをくり返す症状があります。治療には日中の眠気を抑える中枢神経刺激薬のモダフィニルなどが用いられます。また、情動脱力発作（→Q29）や睡眠麻痺（金縛り）、入眠時幻覚（→Q29）などの症状には、抗うつ薬のクロミプラミンなどが有効です（→Q42）。ナルコレプシーの患者さんは、昼間の眠気だけでなく、夜間の睡眠が浅く、中途覚醒が多くなりがちです。これが日中の症状悪化につながりやすいため、超短時間作用型や短時間作用型の睡眠薬を用いて夜間の睡眠状態を改善することもあります。**決まった時間に就寝・起床するなど規則正しい生活と、睡眠不足にならないように心がけることが重要**なのはいうまでもありません。

特発性過眠症 ナルコレプシーと同様10~20代前半に発症することが多い病気です。ナルコレプシーに似た夜間睡眠時間が正常なタイプと夜間の睡眠が極端に長いタイプがあります。前者はナルコレプシーに準じた治療薬が有効です。後者の夜間の睡眠時間が長いタイプは10時間以上も眠り続け、日中でも眠りに入ると1時間以上寝入ってしまいます。このタイプでは薬物治療にかなりの工夫が必要になりますし、睡眠時間を十分確保する必要があります。

クライネ－レビン症候群（反復性過眠症・周期性傾眠症） とてもまれな病気です。10代で発症することが多く、女性より男性に多くみられます。ふだんは健康な人と同じなのですが、強い眠気の時期が始まると3日間~3週間前後、症状が持続します。1日に16~18時間も眠り続け、食事やトイレは自力でできますが、記憶はほとんどありません。こうした眠気の周期は不定期に起こることもあれば、感染やストレス、不眠、飲酒などが引き金になる場合もあります。治療には、双極性障害に用いられる炭酸リチウムが有効ですが、過眠の周期を防ぐために常に服用し続けなければなりません。30歳前後になると自然に治ることが多いこともわかっています。**症状を防ぐには飲酒や喫煙を避け、規則正しい生活を送り、睡眠不足にならないようにすべきです。**

Q52

ストレスは睡眠の大敵ですか？

ストレスはうつ病などのこころの病をはじめ、高血圧や糖尿病、胃潰瘍、がんなどさまざまな病気の原因とされていますが、**不眠においても重大な要因のひとつ**です。

眠りにつくためには、ある程度リラックスすることが必要ですが、何らかのストレスがあって不安や緊張、イライラが強くなると、リラックスできず、目がさえてきます。また、睡眠も浅くなり中途覚醒しやすく、血圧や呼吸、心拍数も下がらず休息が得られません。

ストレスの原因が解消されれば、不眠は改善されることが多いのですが、**ストレスが取り除かれた後も眠れないことへの不安・緊張感が長引くと、慢性的な不眠症に移行してしまいます。**

働く世代では仕事の悩みや職場の人間関係のストレスが多く、また、家族の病気や介護、友人関係や恋愛の悩みも少なくありません。こうした悩みごとは簡単に取り除くことができず、眠れないまま寝床で頭を悩ませることが多いものです。ストレスそのものをゼロにするのは無理なので、いかに対処するかが大切です。

そこで、自分なりのルールを決めておくとよいでしょう。例えば、寝室に入る前に気持ちを切り替えて、仕事のことや人間関係の悩みなど、ストレスのもとになることを寝床に持ち込まないようにします。

脳は眠りにつくためのクールダウンを2時間前くらいから始めるので、その時間を目安に気持ちをスパッと切り替えます。お風呂に入りながら、リラックスするのもよいでしょう。

そして、寝床にはスマートフォンやタブレット端末などを持ち込まないようにしましょう。ブルーライトの明るい光が目に入ると寝つきが悪くなるだけでなく、寝る前にSNSやメールをチェックしたり、メッセージのやりとりをしたりすると、ストレスの原因になります。

最近はスマートフォンのアラームを目覚まし時計代わりに使う人も多くいますが、手元にあるとどうしても余計なものまで見てしまうので、寝床には持ち込まないほうがよいでしょう。

Q53 理想的な寝室の環境を教えてください

心地よくぐっすり眠るためには、寝室の環境も大切です。気温や湿度、寝具の種類、部屋の明るさ、静かさなどは眠りに影響します。個人差があるので基本的には自分の好みでかまいませんが、同室でいっしょに寝る人のことも考えて目安を知っておくとよいでしょう。

●寝具の温度と湿度　人のからだは眠りにつく前には手足の末梢血管が拡張して熱を放出し、発汗します。これはからだの深部や脳の温度を下げるためです。そして体温が下がると眠気が生じ、やがて眠りに入ります。このとき布団の中の温度は33±1度、湿度は50～60%が適切とされています。蒸し暑い熱帯夜ならエアコンで室温や湿度を下げ、冬の寒い日なら暖房や電気毛布、湯たんぽなどで暖めるなど調節しましょう。

寝具に関してはひんやりした布団が好きな人もいれば、冷え性でポカポカの暖かい布団がいい人もいるので、これは好みでかまいません。

●寝具の種類

敷布団やマットレスは硬さがポイントです。柔らかすぎても硬すぎても、背骨の自然なS字カーブを保てません。すると首や腰に負担がかかって眠りを妨げるので、ほどよい硬さのものを選びます。掛け布団や毛布は、軽いものを好む人も重いほうが安心できるという人もいます。枕は最も好みが影響しますが、こだわりすぎるとキリがないので、あまり神経質にならないようにします。

寝具が硬すぎたり柔らかすぎたり、枕が合わなかったりすると、寝返りの頻度が増えて眠りを妨げます。あお向けで、リラックスして眠れるものを選びましょう。

●寝室の明るさ

光は覚醒を促す作用がありますし、体内時計にも影響します。就寝時に部屋を真っ暗にすると、メラトニンが分泌されやすく体内時計のリズムを整えるのに役立ちます。人によっては真っ暗にすると不安な人もいますが、この場合はタイマーを利用し、寝入ったら自動的に消灯するようにセットしておきましょう。同室で一緒に寝る人が常夜灯をつけている場合は、アイマスクを使うのもひとつの方法です。

また、屋外の照明が室内に差し込む場合は雨戸を閉めるか、遮光カーテンなどで光を遮断するようにします。

ただし、夜間にトイレに起きることが多い人は、転倒予防のために足元を照らす照明を設置したり、照明のリモコンを手元に用意しておくと安心です。

朝は、起きてすぐに光を浴びると目覚めがよくなり、体内時計がリセットされやすくなります。起きたらカーテンを開けて、たっぷり光を浴びましょう。

● **寝室の静かさ**　寝ている間に余計な音がすると夜中に目を覚ましたり、眠りが浅くなったりします。音楽を聴きながら寝るときはタイマーで切れるようにしておきましょう。外の騒音や隣室のテレビの音、会話などが気になる人は、寝室のドアをきちっと閉めてできるだけ音が入ってこないようにしましょう。

寝返りをうつのはなぜ？

寝ている間、私たちは右を向いたり左を向いたりあお向けになったりと、何度か寝返りをうっています。寝つけないときに寝返りが多くなることもありますが、通常はからだの重みが一部分にだけ加わって筋肉が疲労したり、圧迫で血流が妨げられたりするのを解消するための無意識の動作です。また、下になっていた部分は熱がこもりやすいので、それを発散する役割もあります。ほかにも日中からだの動きによってゆがんだ首や背中、腰の骨を修復するともいわれています。

理想的な寝室の環境

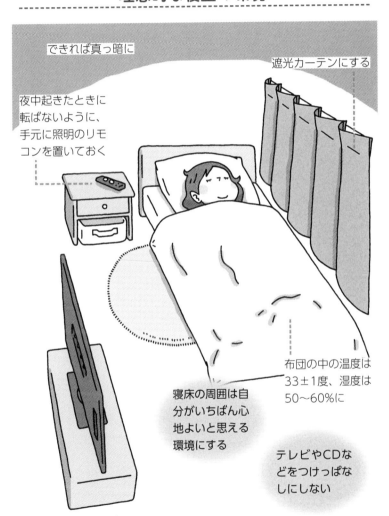

できれば真っ暗に
遮光カーテンにする
夜中起きたときに転ばないように、手元に照明のリモコンを置いておく
布団の中の温度は33±1度、湿度は50～60%に
寝床の周囲は自分がいちばん心地よいと思える環境にする
テレビやCDなどをつけっぱなしにしない

Q54 ベストな睡眠時間は何時間ですか？

私たちのこころとからだを健康に保つには、適正な量の睡眠が欠かせません。では、ベストな睡眠時間とはどれくらいなのでしょうか？

日本人は世界的に見ても睡眠時間が短いことで知られていますが（→Q12）、2020年の調査によると日本人の平均的な睡眠時間は、男性が7時間20分で、女性は7時間6分です。また、平均睡眠時間は年代によって異なり、10代～20代の若い世代は7時間30分前後と長めですが、40代～50代の働き盛り世代は男女とも各年代の中で最も短く、6時間台にとどまっています。後に述べる年齢に伴う生理的な変化とともに、仕事や家事、育児などで多忙をきわめ、そのしわ寄せが睡眠時間におよんでいると考えられます。このように年代ごとの差はありますが、日本人の成人の平均的な睡眠時間は6～8時間未満というところです。

では、それが適正な睡眠時間かというと、個人差が大きく一概にはいえません。**睡**

日本人の平均睡眠時間

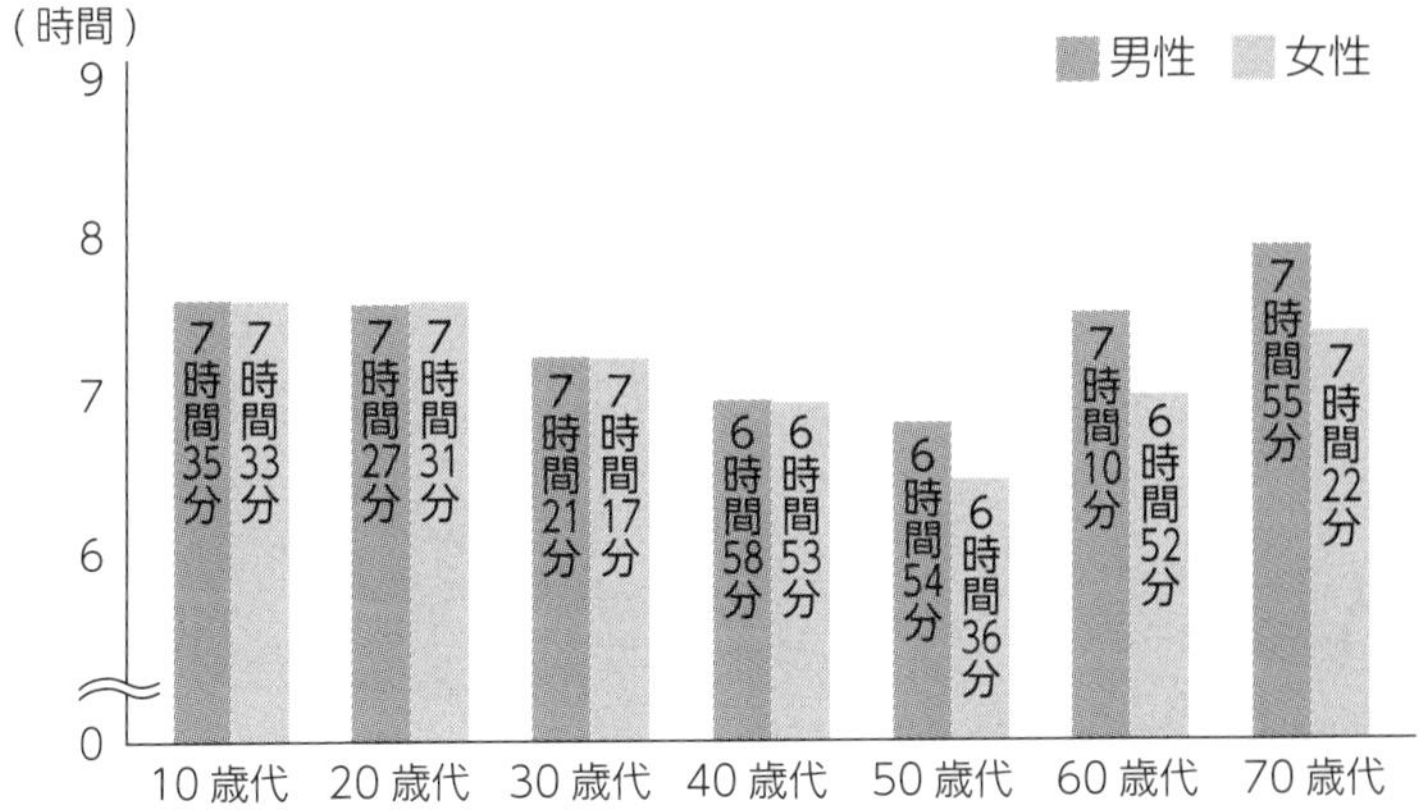

(NHK放送文化研究所「国民生活時間調査2020」より)

眠時間は人それぞれです。日中に眠気やだるさなどで困らず、しっかり覚醒して活動的にすごせる**ベストな睡眠時間を、自分で探ってみつけることが大切**です。そのためのひとつの方法として、ふだんの睡眠時間を基準にして考えてみましょう。例えば、いつも6時間睡眠で昼間に強い眠気が起こって困っていたり、朝起きるのがつらかったりするなら睡眠時間が足りていないのかもしれません。次の1週間は試しに7時間寝てみて、昼間の眠気や疲労具合を比べてみましょう。こうして自分に最も適した睡眠時間を把握し、その時間を確保するのです。

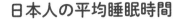

自分の適正な睡眠時間を知らず、万年睡眠不足で無理をしつづけるとさまざまな弊害が出ます。仕事や勉強に対する集中力や作業効率、記憶力の低下をはじめ、生活習慣病やがん、認知症のリスクを高める可能性があります。自分でも気づかないうちに慢性の睡眠不足により日中眠くなる「睡眠不足症候群」になっていることもあります。

特に働き盛りの世代は、自分だけでなく同僚や友人らも自分と似たような生活をしているため、寝不足だという認識がないまま4~5時間睡眠が当たり前になっている人もいます。休日になるとどっと疲れ果て、平日よりも2時間以上長く寝てしまうような人は平日の睡眠が不足している証拠です。休日にたっぷり眠ることで疲労を回復できるうちは問題ありませんが、平日の昼間に眠気が強く、集中力がない、頭痛や倦怠感などがあるという場合は睡眠時間を見直して改善すべきです。

適正な睡眠時間は加齢にともない減少します。エネルギー代謝の低下や日中の活動量の減少などによって、70歳をすぎると平均的な睡眠時間は5~6時間になります。眠りも浅く分断されやすく、体内時計のリズムも朝型になって早朝に目が覚めるという傾向がみられます。睡眠には加齢に伴う生理的な変化があると理解しておくと、たくさん眠れないのは病気かもしれないとか、健康に悪いなどと心配せずにすみます。

自分のベストな睡眠時間のみつけ方

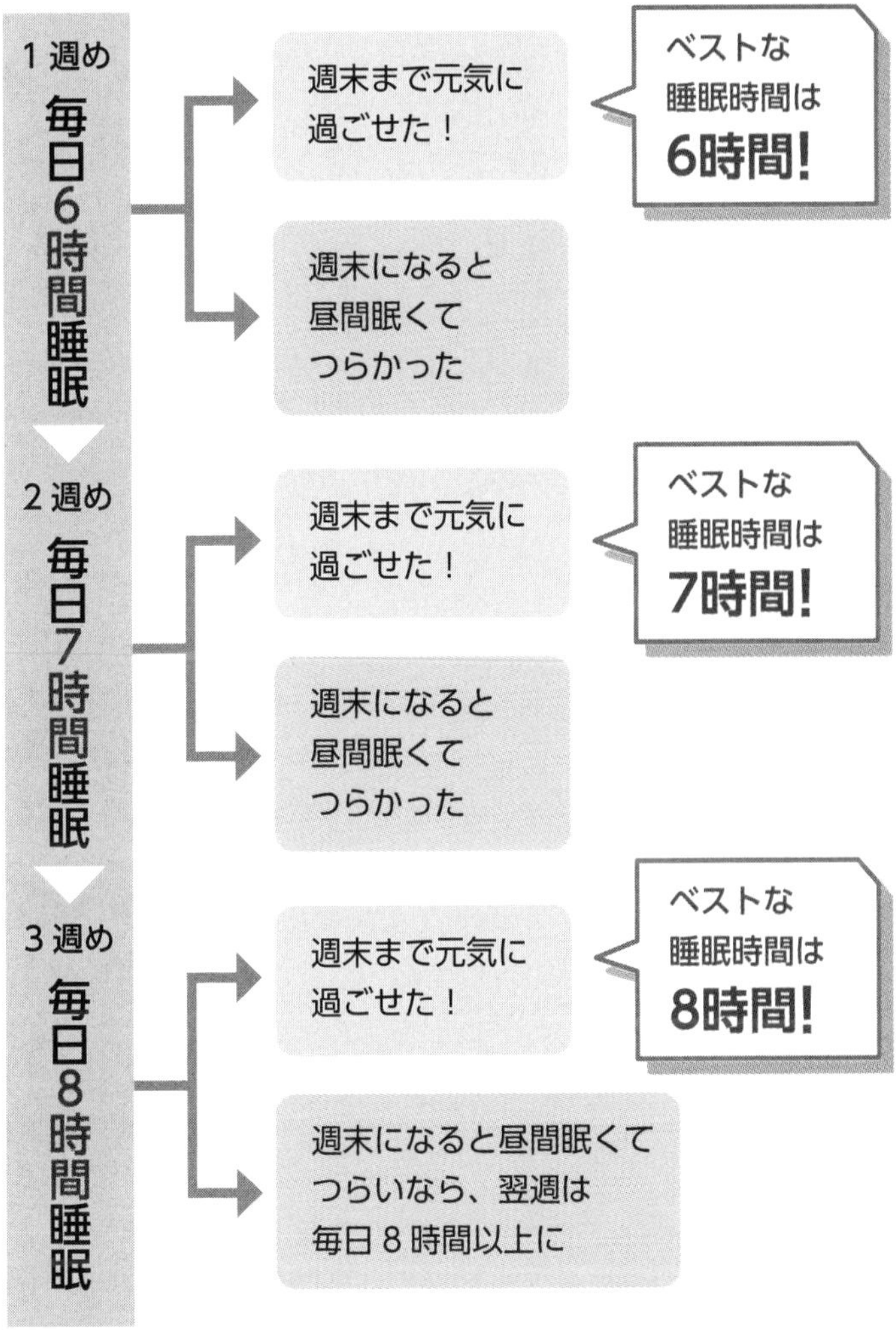
1週め
毎日6時間睡眠
週末まで元気に過ごせた！
ベストな睡眠時間は6時間!
週末になると昼間眠くてつらかった
2週め
毎日7時間睡眠
週末まで元気に過ごせた！
ベストな睡眠時間は7時間!
週末になると昼間眠くてつらかった
3週め
毎日8時間睡眠
週末まで元気に過ごせた！
ベストな睡眠時間は8時間!
週末になると昼間眠くてつらいなら、翌週は毎日8時間以上に

Q55

夜の10時から午前2時に睡眠をとるのがいいと聞きましたが、本当ですか？

夜の10時から午前2時の間を〝**睡眠のゴールデンタイム**〟などと称することがあります。この時間帯に睡眠をとると、成長ホルモンが多く分泌されるという理由からです。成長ホルモンは脳下垂体から分泌されるホルモンで、育ち盛りの子どもだけでなく、骨や筋肉の成長・修復、細胞組織の損傷の回復、免疫機能の維持など、成人にとっても重要な役割があります。

いわゆる「睡眠のゴールデンタイム」には成長ホルモンの分泌が高まることから、この時間帯に寝るのがよいといわれているのです。この時間帯に毎日眠っている人もいるでしょうが、仕事で帰りが遅くなる人や夜勤などのシフトワークがある人たちは、夜の10時～午前2時の間には寝ていられません。夜更かししたときもそうです。すると「睡眠のゴールデンタイム」の恩恵を受けられないことになってしまいます。

では、夜の10時から午前2時は本当に「睡眠のゴールデンタイム」なのでしょうか。

結論からいうと間違いです。睡眠中には成長ホルモンが分泌されますが、何時から何時が分泌の時間帯と決まっているわけではありません。

睡眠にはレム睡眠とノンレム睡眠があり（→Q14）、寝始めの約3時間には眠りの深いノンレム睡眠が現れます。成長ホルモンはこのとき集中的に分泌され、その量は日中の4～5倍になるといわれています。つまり**時間帯ではなく、寝入ってからの最初の3時間がカギを握っています**。何時に寝たとしても、寝入りの3時間にぐっすり眠れていれば成長ホルモンはしっかりと分泌されるのです。

寝入りの3時間に深いノンレム睡眠を得るには、寝つきをよくすることが大切です。午前～夕方、遅くとも就寝の2～3時間前までに適度な運動するのを習慣にするのがおすすめです。ウォーキングやジョギング、自転車こぎ、水泳などの有酸素運動を続けると寝つきがよくなります。適度の疲労感があるとぐっすり眠れるものです。

なお、就寝直前に激しい運動をすると、かえって寝つきが悪くなるので、運動する時間帯にはくれぐれも注意します。

そのほか、入浴のタイミング、カフェインやアルコールのとり方（→Q47）、寝室の環境（→Q53）などにも注意して質のよい睡眠がとれるように工夫しましょう。

Q56 寝床に入る時間は、毎日同じがいいって本当ですか?

自分にとって適正な睡眠をとるには毎日できるだけ規則正しい生活リズムを保ち、夜は決まった時間に就床し、朝も決まった時間に起きることが大切です。

私たちのからだは、体内時計の働きによって睡眠と覚醒のリズムがつくられています。そして、体内時計は毎朝起床して光を浴びることでリセットされ、地球の自転周期である24時間に修正されるしくみになっています。この点からも規則正しい時間に寝たほうが、体内時計の乱れが起こりにくくなります。

逆に、夜更かしなどで生活習慣が乱れて夜型の生活がクセになると、睡眠と覚醒のリズムが崩れ、「概日《がいじつ》リズム睡眠・覚醒障害（→Q24）」を招くことになります。これを防ぐためにも、毎日決まった時間に眠るのは基本的によいことです。

ただし、不眠症で寝つきが悪い人は、かたくなに同じ時間に寝ようとするのはやめたほうがよいでしょう。

不眠の人は少しでも長く眠ろうとして、早めに寝床に入ってしまう人が多いのですが、眠くもないのに寝床に入ってもなかなか寝つけないと不安や緊張を招き、寝ようとしてもますます頭がさえて眠れなくなります。

こうした状態が続くと、「また今夜も眠れないかもしれない」と緊張したり不安になったり、寝床に入ること自体が苦痛になることもあります。

したがって、毎日決まった時間に寝床に入って心地よく眠れているなら問題ありませんが、寝床に入る時間にあまりこだわりすぎるのはやめます。**眠くなったら寝床に入る、というのが正解**です。

ただし、毎日決まった時間に起きる習慣は守りましょう。朝、起きて決まった時間に光を浴びることで体内時計のリズムが整い、眠りを促すメラトニンが夜間に分泌されて睡眠も安定するからです。

寝る時間がいつもより多少遅くなっても起床時間をずらさず、いつも通りに起きるのがポイントです。

もし、いつもより寝る時間が遅くなったせいで寝不足になり、昼間に眠くてがまんできないときは短時間の昼寝でリフレッシュするとよいでしょう（↓Q59）。

Q57 夢をみていると眠りが浅いって本当ですか?

睡眠にはノンレム睡眠とレム睡眠があり、この2つが交互に現れていることはすでに述べた通りです(→Q14)。人は寝入ってすぐにノンレム睡眠が現れ、脳を休ませるための深い眠りに入ります。次いでレム睡眠が現れ、その後は約90~120分の周期でノンレム睡眠とレム睡眠が交互にくり返されます。

おもに**夢をみているのはレム睡眠のとき**です。レム睡眠中には脳が活発に活動し、血圧も上がり心拍数も増えて、急速眼球運動といってまぶたの下で眼球がピクピク、キョロキョロと素早く動いています。このとき夢をみていると考えられています。

レム睡眠中には昼間の活動中に脳に入ってきた情報を整理しており、そのプロセスでさまざまな情報の断片を夢としてみています。脳は活発に活動しているので眠りは浅くなっているのですが、自然な現象なので心配する必要はありません。脳は働いていますが、筋肉は弛緩しているのでからだの疲労回復には役立っています。

そして、明け方になると目覚めるための準備が始まり、レム睡眠が増えて眠りが浅くなってきます。朝、**起きたときに直前までみていた夢を覚えているのは、レム睡眠が目覚めの直前に生じていたから**なのです。

ちなみに、以前はノンレム睡眠中には夢をみていないとされていましたが、近年の研究ではノンレム睡眠中にも夢をみていることが明らかになっています。ただ、ノンレム睡眠は眠りが深く、脳も活発に働いていないため、夢の内容をほとんど覚えていないのです。なお、夢に関連して注意が必要なのは、悪夢を頻繁にみて夜中に目が何度も覚めるような場合です。このようなケースでは「悪夢障害（→Q8）」が疑われるため、早めに受診しましょう。

また、レム睡眠に関連した病気に「レム睡眠行動障害（→Q26）」があります。高齢者に多く、夢に関連した行動をとって睡眠中に大声で叫んだり寝言をいったり、蹴ったり殴ったりする動作をして暴れることを指します。ひどい場合はベッドから落ちたり、転んだりしてけがをすることもあります。本人だけでなく、一緒に近くで寝ている人にも被害がおよぶため、こうした様子が夜中に見られるときはやはり専門医を受診することが大切です。

Q58 夜勤などがある場合、どのように睡眠のリズムをつくったらよいですか？

医療機関や消防・警察、公共交通機関、飲食店などさまざまな業種で、夜勤を含む交代制勤務がとられています。シフトによって勤務時間が日常的に変化する場合、体内時計と睡眠・覚醒のリズムがずれやすく、規則正しいリズムを整えるのが困難になります（「交代勤務睡眠障害」という）。本来、体内時計は体温やホルモンの分泌を調整して昼間に活動し、夜間に眠るリズムをつくっています。ところが、交代制勤務では体内時計と異なるリズムで活動・休息をしなければなりません。夜中は眠気に逆らって仕事をして、夜勤があけると昼間に眠るものの中途覚醒が多く、十分な睡眠がとれません。そもそも体内時計によって昼間は眠りにくくなっているからです。

こうした生活では睡眠障害に悩まされることが多くなります。特にもともと朝型の人は夜型の人に比べ交代制勤務にはあまり向いておらず、リズムの変化にうまく対応できません。そのため体内時計が乱れやすく、不眠や胃腸障害などが起こりやすくなります。さらに、夜勤を長く続けている人は糖尿病や脂質異常症、直腸がん、子宮がん、乳がん、前立腺がんのリスクが高いという報告もあります。

そこで、睡眠・覚醒のリズムの乱れを最小限に抑えるには以下の点に注意します。

●**職場はできるだけ明るくする**　夜間の職場は照明をつけてできるだけ明るくしておきます。昼間に近い明るさを保つと覚醒を促し、眠気を予防できます。

●**仮眠室をつくり、少しでも眠る**　夜勤中にどうしても強い眠気が出たときは、無理に仕事をしてもミスや事故につながります。眠気を自覚できていないこともあり、うっかりミスのリスクも高まります。対策としては仮眠が有効です。可能なら仮眠スペースを設け、薄暗く、横になれる場所で仮眠をとります。

●**夜勤明けの帰宅時はできるだけ強い光をみない**　夜勤明けに帰宅するときには、運転時以外はサングラスなどをかけ、強い光をみないようにします。光を浴びることで覚醒が促され、帰宅後の眠りが妨げられます。

●**夜勤明けの帰宅後にたっぷり寝ない**　夜勤明けの帰宅後は長時間眠らないようにします。眠いときは3時間以内の昼寝程度にとどめ、夜はいつもより早めに寝ます。必要なら医師に相談し、睡眠薬を処方してもらうことも検討しましょう。

Q59

睡眠不足を昼寝で補ってもよいでしょうか？

昼休み明け、職場で強い眠気に襲われるという経験は誰にでもあるはず。これにはちゃんと理由があります。お腹いっぱい昼食を食べたせいだと思われていますが、そうではありません。もともと人の体内時計には眠気が起こるリズムが備わっており、夜間だけでなく、昼間の1～3時にも眠気が非常に強くなる時間帯があるのです。

このとき眠気をがまんして仕事をしてもミスしたり、作業効率が悪くなったりしてしまいます。なかには仕事をしながら眠気に負けてこっくりこっくりと居眠りをする人もいますが、これはミスや事故のもととなり、業種によってはとても危険です。

昼間の眠気対策で最もよいのは、毎日決まった時間に昼寝をする「積極的昼寝」です。ふだんから忙しく、睡眠時間を十分に確保できていない人は積極的昼寝をとることで睡眠不足を解消し、目覚めたあとは頭もすっきりとして元気に活動できます。

ちなみに、積極的昼寝をしている人と仕事中に居眠りをしている人を比較すると、積極的昼寝をした人のほうが不眠も改善されやすいという報告もあります。体内時計のリズムに従うことで睡眠状態もよくなるのです。

● 昼寝は20~30分以内に 寝すぎると目が覚めたときに頭がボーッとしてしまいますし、夜の寝つきも悪くなります。昼寝の時間は20~30分以内にとどめ、椅子に座って机にうつ伏せになるか背もたれにもたれるなど、自分がリラックスできる姿勢でかまいません。横になると眠りが深くなって目覚めが悪くなるので、短時間の昼寝ではあまりおすすめできません。昼寝は、午後3時より前の時間帯にとりましょう。

● 昼寝前にカフェインをとる コーヒーや緑茶、紅茶などのカフェインには覚醒作用があります。効果が現れるまでには30~40分ほどかかるので、昼寝の前にカフェインをとっておくとスムーズに目が覚めます。

● 高齢者は昼寝のしすぎに注意 高齢者で不眠を訴える人には、昼寝のしすぎが原因のことがよくあります。日中に自由な時間が多いと、1時間も2時間も昼寝をしてしまうのです。それでは夜に寝つきが悪くなったり、眠りが浅くなって目が覚めたりすることになります。昼寝の時間は午後1~3時の間に、20~30分以内にとどめるようにしましょう。なお、夕方や夕食のあとに寝ると夜に眠れなくなりがちです。

Q60 なんとなく眠れない日が続いた場合の対処法を教えてください

不安や緊張へのとらえ方を見直して、自分なりのリラックス法を身につけましょう。

●就寝前にはゆっくりしてリラックス　寝る前に緊張がとれないと、眠りが浅くなります。就寝の2時間くらい前までに入浴をすませ、自分の好きな音楽を聴いたりヨガをしたり、アロマをたいたりしてゆったりとすごすと、緊張感が消えて休息モードになります。

●心配事や不安なことを考えすぎない　寝床の中であれこれ考えすぎると、不安や緊張が強くなります。考えごとはリビングなどでして、寝床では気分を入れ替えて。

●耳栓やアイマスクを使う　物音や騒音が気になるときは耳栓を使ってみたり、室内の明るさを遮断するアイマスクを試してみたりするのもよいでしょう。ただ、耳栓やアイマスクそのものが気になってしまう人もいるので向き不向きがあります。自分に合ったもの、気に入ったものがあれば取り入れてみましょう。

Q61

スマートウォッチで睡眠の状態を確認できると聞きました

最近では、寝ている間にからだの動きや音などを記録して、ふりかえることができるなど、睡眠の状態を自宅で計測できるウェアラブル端末が多数出ています。リストバンド型、スマートウォッチ型、指輪型などのウェアラブル端末のほか、スマートフォン、タブレットのアプリでも計測が可能です。

睡眠時間や眠りの深さや浅さの時間帯、就床時間や起床時間の記録、脳波、いびき、寝返りの回数など、アプリによって計測できることがちがいます。気になっていることが計測できるアプリを選んで、使うのがいいでしょう。

アプリによっては、日中の活動内容や食事のタイミングなどの生活習慣をひもづけることができ、生活習慣と睡眠の関係を分析することで、睡眠の改善が期待できます。身に着けて、また枕元に置いて、毎日計測します。その結果をＰＤＦにできるアプリもあります。データを医療機関に見せたうえで診察を受けるのもいいでしょう。

Q62

時差ぼけで眠れません……

時差ぼけとは、4～5時間以上の時差がある地域へ飛行機などで高速移動することによって体内時計と現地の明暗周期がずれるために起こります。外的要因による概日《がいじつ》リズム睡眠・覚醒障害のひとつ（時差障害）と考えるとよいでしょう。

人の体内時計はもともと24時間より少し長いので、体内リズムを後ろに遅らせるほうがラクです。そのため西向きに移動するほうが負担は軽く、時差ぼけは早寝早起きに合わせなければならない東向きの移動で起こりやすく、症状も強くなります。西向きの移動では、帰国後のほうが症状が強いことが多いようです。

移動後は到着地の時間に合わせて行動しますが、体内時計はすぐには切り替わることができません。出発地の時間帯のリズムが残っているため、夜になっても眠れなかったり、夜中に何度も目が覚めたりします。逆に、昼間なのに強い眠気や倦怠感に襲われることもあります。消化器の働きも乱れるため、食欲不振や消化不良、便秘などが起こることもあります。

時差ぼけをできるだけ軽減させるには、次の3つのポイントに注意します。

● **出発当日のすごし方　空港に着いたら現地時間に時計を合わせ、それに合わせて行動**します。

● **機内でのすごし方　現地時間が夜なら機内ではしっかり睡眠**をとります。逆に**現地が日中なら、機内では映画を観るなどして眠らない**ようにします。

● **到着後の行動は現地の時間に合わせる**　日中に到着したら、光を浴びて体内時計をリセットします。疲れているからといって現地が昼なのに寝てしまうと夜に眠れなくなり、時差ぼけが強まります。

また、滞在がごく短期間の場合はあえて日本時間のままですごす方法もあります。日本時間が夜なら現地ではサングラスをかけ、昼間に光に当たらないようにします。とはいえ、仕事や観光などの用事があると現地時間に合わせて行動するしかないことも多いものです。時差ぼけで眠れず、現地で思うように活動できないと困ります。心配なら、あらかじめ睡眠薬を処方してもらい、夜になって眠れないときにのむとよいでしょう。

参考文献

睡眠障害の診断・治療ガイドライン研究会　内山真編集『睡眠障害の対応と治療ガイドライン第3版』（じほう）
井上雄一著『見やすい・すぐわかる　図解大安心シリーズササッとわかる「睡眠障害」解消法』（講談社）
井上雄一著『高齢者の睡眠を守る　睡眠障害の理解と対応』（ワールドプランニング）
三島和夫監修『別冊NHKきょうの健康　40代からシニアまで睡眠の悩み　治療は必要？薬はどうする？』（NHK出版）

● 編集協力　オフィス201　重信真奈美
● カバーデザイン　村沢尚美（NAOMI DESIGN AGENCY）
● 本文デザイン　南雲デザイン
● 本文イラスト　小野寺美恵　千田和幸

監修者プロフィール

井上　雄一（いのうえ・ゆういち）

1982年、東京医科大学医学部卒業、1986年、鳥取大学大学院修了。鳥取大学医学部神経精神医学講師、順天堂大学医学部精神医学講師を経て、2003年より神経研究所附属睡眠学センター部長、代々木睡眠クリニック院長。2008年より東京医科大学睡眠学講座教授、2011年より医療法人社団絹和会　睡眠総合ケアクリニック代々木理事長。睡眠総合ケアクリニック代々木は精神科、呼吸器内科、神経内科があり、睡眠障害の専門的な診断と、患者によりそう治療を行っている。

健康ライブラリー

名医《めいい》が答《こた》える！　不眠《ふみん》　睡眠障害《すいみんしょうがい》　治療大全《ちりょうたいぜん》

2023年7月25日 第1刷発行

監　修　井上雄一（いのうえ・ゆういち）

発行者　髙橋明男

発行所　株式会社講談社

〒112-8001　東京都文京区音羽二丁目12-21

電話　編集　03-5395-3560

販売　03-5395-4415

業務　03-5395-3615

印刷所　株式会社KPSプロダクツ

製本所　株式会社国宝社

ISBN978-4-06-532006-8

N.D.C.493 158p 19cm

【講談社　健康ライブラリー】

名医が答える！
帯状疱疹　治療大全
本田まりこ　監修
まりこの皮フ科院長
突然顔や体に発疹が出て、痛くてたまらない帯状疱疹。発疹は消えたのに痛みが続くことも。痛みの原因と対策は。名医が疑問に答える決定版！
ISBN978-4-06-527325-8

名医が答える！
うつ病　治療大全
野村総一郎　監修
日本うつ病センター
副理事長
職場復帰できる？　家族ができることは？　うつ病の本質や対策、薬物療法や認知行動療法などの治療法を徹底解説。名医が疑問に答える決定版！
ISBN978-4-06-527944-1

名医が答える！
変形性股関節症
治療大全
平川和男　監修
湘南鎌倉人工関節センター
センター長
股関節は歩くために欠かせないものだから、治療方法は患者さんの意思で慎重に選ぶことが重要。薬、運動、体重管理、手術……。名医が徹底解説。
ISBN978-4-06-529573-1

名医が答える！
大腸がん　治療大全
高橋慶一　監修
東京都立大久保病院
副院長
ポリープはがんになる？　肛門は残せる？　最新治療を徹底解説。トイレの変化や人工肛門のケア、退院後の過ごし方まで、名医が疑問に答える決定版！
ISBN978-4-06-530386-3

名医が答える！
緑内障　加齢黄斑変性
治療大全
大鹿哲郎　監修
筑波大学医学医療系眼科
教授
日常生活に重要な「見ること」。目を守り、快適な生活を続けるためのセルフチェックから、薬物療法、レーザー治療まで、名医が疑問に答える決定版！
ISBN978-4-06-532004-4